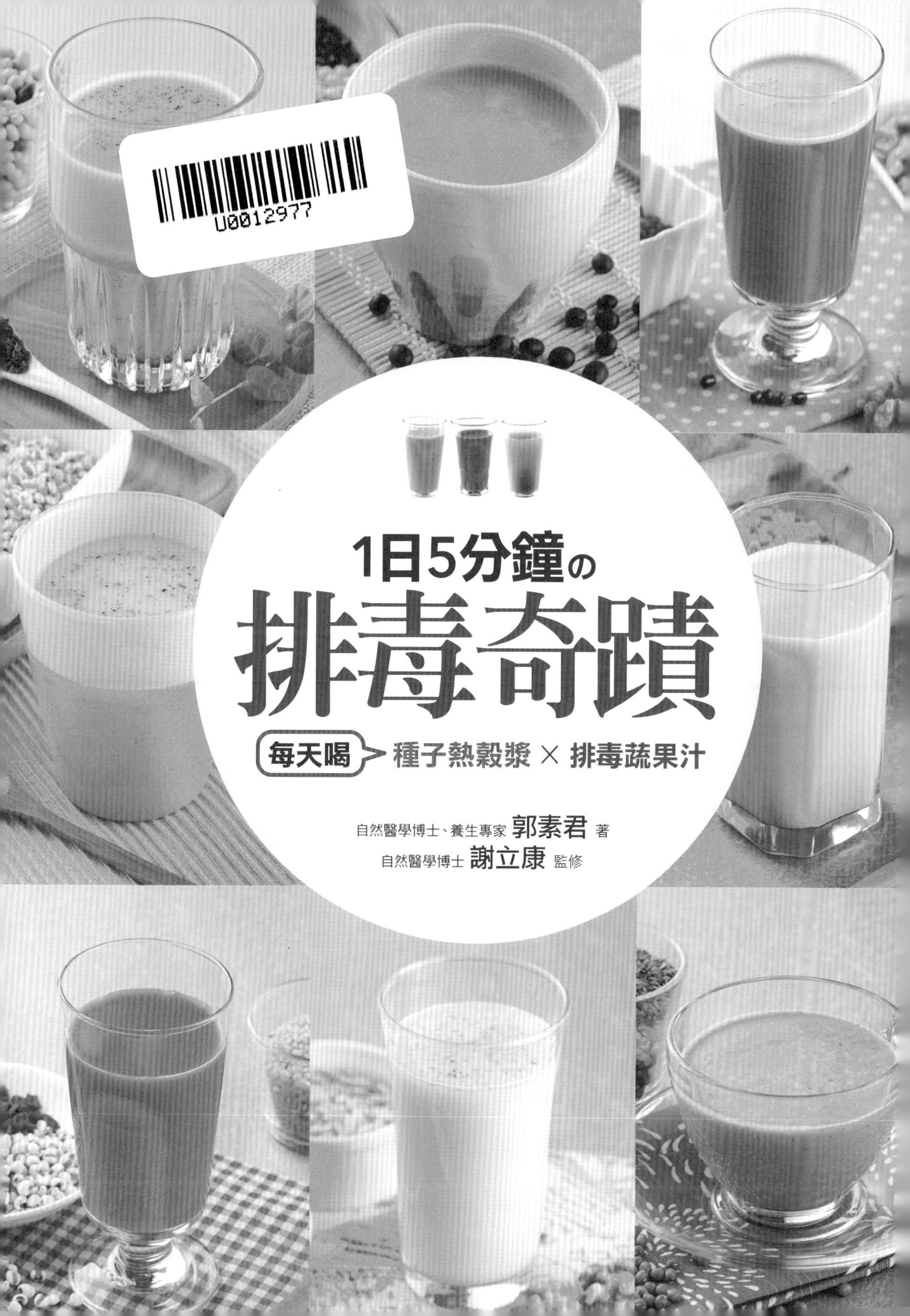

1日5分鐘の排毒奇蹟

每天喝 種子熱穀漿 × 排毒蔬果汁

自然醫學博士、養生專家 郭素君 著
自然醫學博士 謝立康 監修

本書對症食譜的使用方法

市售的營養調理機，種類很多，一般來說，只需將全部食材放入調理機內，按下開始鍵，攪打成汁後即可飲用，或參考說明書及下列調理機的通用時間製作。**本書所有的對症食譜皆是用「彩虹3匹馬力智慧型全營養調理機」示範，該機器的按鈕已針對各產品製作的最佳時間和轉速做好設定，放入食材後，只需再按下飲品按鍵，待機器停止後即可倒出飲用。**

◆ 調理機的通用原則（調理時間僅供參考）

飲品種類	蔬果精力湯	冰沙、冰飲	穀漿、豆漿 濃湯、木耳露
大約調理時間	30秒	40秒	各機器所需時間不同，請參考說明書自行調整

說明各食物中內含的植化素，方便讀者了解營養成分及對症功效。

均為對症的天然好食材，可依據個人口感和喜好的濃稠度，斟酌調整食材的分量和克數，不用擔心會影響療效。

將食材倒入調理機，按下START鍵，待機器運轉完畢即可飲用。**若讀者使用的機器不具備3萬8千轉及3匹馬力，製作穀漿、豆漿、濃湯及木耳露時，事前需將食材浸泡或蒸熟，才能放入調理機中打。**

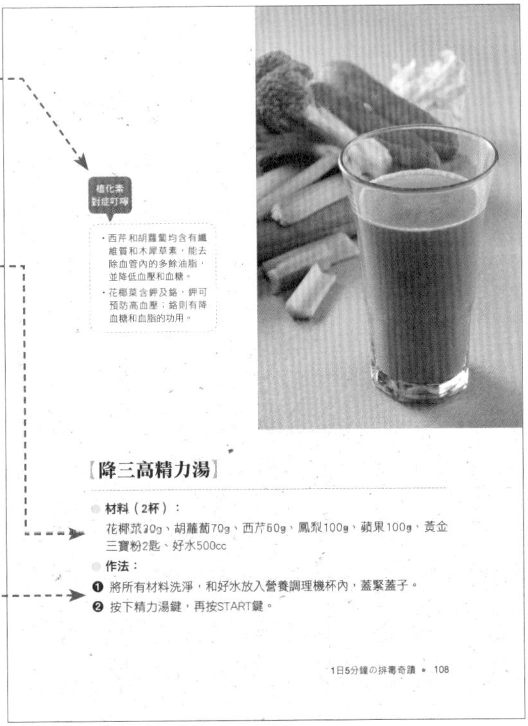
植化素對症叮嚀

・西芹和胡蘿蔔均含有纖維質和木犀草素，能去除血管內的多餘油脂，並降低血壓和血糖。
・花椰菜含鉀及鉻，鉀可預防高血壓；鉻則有降血糖和血脂的功用。

【降三高精力湯】

材料（2杯）：
花椰菜30g、胡蘿蔔70g、西芹60g、鳳梨100g、蘋果100g、黃金三寶粉2匙、好水500cc

作法：
❶ 將所有材料洗淨，和好水放入營養調理機杯內，蓋緊蓋子。
❷ 按下精力湯鍵，再按START鍵。

1日5分鐘の排毒奇蹟 • 108

每天5分鐘，輕鬆喝出健康奇蹟

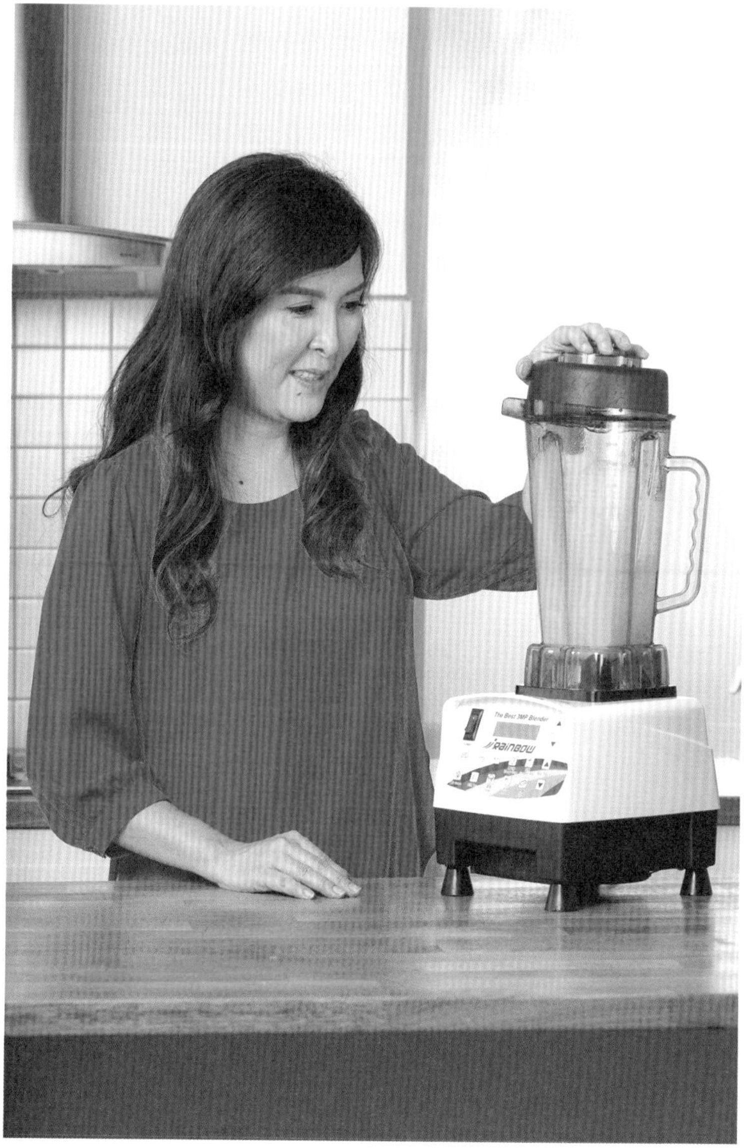

推薦序

排毒及食療，是最好的自然養生法

我在台北醫學大學醫學系服務四十幾年，現在已退休獲聘為名譽教授，退休以後的生活更加忙碌，年中無休地奔波於全台灣各地講授自然療法的重要性。今天看到兩位博士的著作出版，使我充滿了欣慰，特別是兩位在獲得美國自然醫學博士學位之後，依然有空就坐在課堂上繼續聽我的課，並且努力的作筆記，認真學習與問問題，我相信擁有這本書的讀者是非常有福氣的。兩位博士都是多年追隨我學習自然療法的得意門生，同時他們也長期開課帶領上萬名學生親身體驗排毒和食療對健康的重要性，**可以說是理論與實務相結合的新一代自然療法專家，因此深受各界好評，並幫助很多人找回健康**。

兩位博士的學員包含來自兩岸頂尖的企業家與知名人士，除此之外，兩位博士更引進德國頂級預防醫學儀器，將世界頂尖的自然醫學方法介紹給國人。同時，我看到君君老師也在電視上每週一小時分享養生知識，已有六年的時間了，每週四道的植物生化素對症食譜更是彌足珍貴。期待讀者可以仔細閱讀，並且認真執行，一定可以輕鬆的找回健康。

台北醫學大學醫學系名譽教授・**林松洲**

中華民國一〇三年八月一日

推薦序

自然醫學療法，是最人性化的醫學

在傳統西方醫學浸潤二十年，看過世界各國的潮流後，我決定邁入自然醫學，且我深刻的體悟到以「自然醫學」為主軸的醫學才是未來醫學的主流。因此，我在二〇〇三年毅然決然的轉換跑道。**十幾年的臨床經驗使我深刻的體驗到，以「自然醫學」為主的統合性療法是最人性化的醫學**。

擔任美國自然醫學大學亞洲區校長時，曾引導及培養了許多優秀人才投入自然醫學領域。兩位博士也是我優秀學生中的佼佼者，今欣見學生的書籍出版。我看著兩位博士認真的落實所學，其中，君君老師除了多年來每週有一小時的養生節目之外，更難能可貴的是，**兩位博士耗時多年獨特發展出一套對人體證明有效的方法，同時加上數年辦課程的經驗，經過上萬名學員的實踐，可說是非常珍貴的實務經驗**，並且毫不藏私撰寫成書付梓。

希望讀者能用心的看完此書，並且親身實踐，將此套以理論與實務並重的自然醫學保健方法，納入全家人自身保健的一環，身體力行領受其益處。

東西整合醫學中心院長・**何逸僊**

推薦序

善用本書，一定能在最短的時間內恢復健康

我跟君君老師與謝立康博士是在多年前認識，在美國自然醫學博士班上課時，當時只是耳聞君君老師的背景，以及她長期在媒體上教導民眾一些健康飲食的觀念。而後參加學長診所舉辦的自然醫學排毒營時，學長特別邀請君君老師與謝立康博士主講。那一次，我與學員們一起全程參加課程，學員們也實際了解到，自己平常對飲食方面的疏忽，身體會給我們什麼樣的警訊，以及會造成多麼大的危害。

我對兩位博士授課的風格與內容很讚許，也真正地見識到謝博士對人體的徹底了解，與君君老師在營養與食療上的豐富學養及臨床經驗，及她想要對大家傳達的健康飲食觀念，連我這個醫師都收穫良多，難怪很多兩岸頂尖企業家及上市公司老闆與政商名人，都持續參加兩位博士的課程。另外，兩位博士也從德國引進最先進的自然醫學儀器並成立養生中心，幫助更多人，令人感動。**因為兩位博士的使命就是「在最短的時間幫助最多人恢復健康。」**

我也在網路上看了很多君君老師的節目錄影，增加了非常多的知識，對自己及家人的飲食，還有臨床上給病患的建議，都有相當的助益。正如英文有一句諺語，「You are what you eat!」，翻譯成中文的意思就是「人如其食」，真的非常符合君君老師想傳達的理念！

▼錯誤的習慣及飲食，是形成疾病的最大主因

在一九八〇年代以後，台灣的主要死因從傳染性疾病逐漸轉變成慢性病，像是：惡性腫瘤、心血管疾病、腦血管疾病、糖尿病、高血壓等，以及處於健康與生病之間的「亞健康」族群也越來越多。**許多的研究顯示，慢性病的成因主要跟生活習慣、飲食內容有非常密切的關係。近年來台灣層出不窮的食品安全問題，也在在凸顯出健康飲食的重要性！**

在多年之後，有幸能拜讀君君老師的大作《1日5分鐘的排毒奇蹟》，真的非常高興，君君老師將多年臨床證明有效的方法菁華濃縮在這本書中。在本書裡，不但有正確的飲食養生觀念，還有對於繁忙的現代人，提供能簡便吃出健康與營養的種種建議，讀者真的很幸運，相信讀完本書後，一定會受益良多！

大里仁愛醫院家醫科主治醫師・**葉立群**

推薦序

健康，從「吃」開始改變

認識謝博士和君君老師是因為一位朋友的關係，記得在某次週五晚間的飯局上，總共有三桌，席間有許多來自內地的商界人士，他們都和我的好朋友鄭博士是上海中歐EMBA的同學。那天，一大群老男生吃飯、喝酒，氣氛熱絡、酒酣耳熱之際，我問同桌朋友，是來台灣商務考察？還是旅遊？沒想到他們異口同聲告訴我，是專程來台灣「排毒」和調整身體的，是慕「謝博士和君君老師」的名而來的。後來才知道，現在大陸流行養生排毒和「辟穀」，課程要數萬元人民幣。

又過了幾天，再度遇到鄭博士，我問他：「這些來自大陸的商界人士這麼瘋狂，特地來參加兩位博士所舉辦的排毒活動啊？」鄭博士回答說：「對啊，而且一定要提早報名排隊。」於是，為了健康，我第一次抱著嘗試的心情參加了樂活養生排毒營活動。

透過活動認識了謝立康及郭素君兩位自然醫學博士，同時也被謝、郭兩位博士的理念和助人行為所感動，並看到聽到許多學員因兩位博士而找回健康的故事。透過養生排毒和食療，我自己的身體也進步許多，現在更是會固定參加樂活養生排毒營活動。

▼每天喝精力湯及穀漿，打造好身體

第一次活動結束後，回到家裡和母親聊到上課內容及飲食觀念，有些和日本自然醫學療法新谷弘實醫師的理論相當接近。沒想到九十三歲高齡的母親早已有這種觀念，很是認同。

我每天工作壓力繁重，應酬也很多，實在沒有辦法改變午、晚餐的狀況，但至少我遵照君君老師的養生早餐計劃來執行。同時也採用兩位博士的建議，包括更換家裡的淨水系統，因為喝好水太重要了；也採購了相關的健康產品。現在，我持續每天早上依照兩位博士的建議，服用蔬果精力湯和帶穀漿到公司喝及吃相關的配套食品。認識謝博士讓我對身體細胞更加了解，**君君老師則讓我真正了解天然蔬果和種子本身所具備的植化素，只要能適當運用，不但可以救命，對健康亦有很大幫助。**

因為工作太忙，我沒時間看君君老師的電視節目，但是現在與兩位博士非常熟悉，也知道他們即將引進德國的自然療法設備，以便幫助更多人。很開心也感恩兩位博士，讓我可在健康方面有這麼穩固的靠山。我自己已買了四套的巴馬水系統，也介紹一些朋友採用同樣的養生方式，皆得到很大的幫助。我相信這本書一定能夠幫助大家。健康或不健康？都是「吃」出來的！

萬寶週刊社長・**朱成志**

推薦序

用「食物」吃出健康，簡單且有效

大家都曾聽說，「食物」是對身體最好的天然療法，但是我們都沒有足夠的知識去了解，到底食物該如何吃最好呢？很遺憾的，大部分只是懵懵懂懂，不甚了解。認識君君老師及謝立康博士夫妻倆已有六年的時間了，很慶幸能認識兩位博士，透過他們的啟發及教導，才讓我知道「食物」的神奇力量，及如何才能吃出健康，受惠良多，真的很感恩。

我想不只是我，包括我的朋友和同事及認識他們的人，無不被兩位博士對於生機飲食與自然醫學的專業知識所驚訝，也對於透過他們的豐富知識而改善身體的無數幸運者所動容，除了專業，更讓人感動的是他們的熱心助人。正因如此，我們小林眼鏡企業特別包班邀請兩位博士開課，協助員工的身體更健康。**同仁們都說：「終於有一套真正有效，且簡單、做得到的養生法了。」**

今天很高興得知他們把在生機飲食與自然醫學的多年研究及發現，有系統地整理出書，讓更多人受惠。讀者真的很幸運，**可以透過書中最簡單的方法吃出最健康的身體**，相信此書的出版能夠造福更多人，只要跟著兩位博士做，健康是如此的簡單容易。

小林眼鏡總經理・**朱慶忠**

推薦序

彩虹植化素，是最棒的救命之寶

我與君君老師及謝立康兩位博士的相識結緣是在一場「癌友樂活營」的活動，聆聽兩位博士的健康講座，也因此改變我的人生！當二〇一一年十二月十日醫生告訴我，我先生得了肺腺癌末期只剩三個月的生命時，我無助的把自己關在畫室，流淚祈禱希望老天爺可以幫助我的先生！

我得到一個啟示，生命的長度不是我可以決定的，但過程可靠自己努力！我不放棄的個性再次展現，所以每天早上對自己呼口號，告訴自己：「柯淑玲，妳不能倒。」並到處拜訪參學多位自然療法專家，透過關係找院長及知名醫生，不管要花多少錢！但是情況並沒有好轉，我只能不斷的流淚祈禱，希望奇蹟出現。

好在老天垂憐，讓我遇到了兩位博士貴人，我直覺他們一定可以幫助我，所以我和先生主動去參加兩位博士的養身養心排毒課程，課程中世界級的知識讓我震撼，謝博士精通細胞學讓我真的徹底了解「為什麼會生病」，還有君君老師真的超級棒，她精通食物及植化素，真的非常了解，**我從君君老師這裡真正知道「植化素」該如何正確地吃及運用，更讓我明白「植化素」真的是救命的寶**。讓我真的超級佩服，從此我不再道聽塗說，或盲目信仰來路不明的「仙丹妙藥」。

▼看到這本書的讀者，是最幸福的人

除此之外，我看到許多人在兩位博士的幫忙下找回健康，其中包含肝癌末期和我先生一樣剩三個月的生命，卻在十個月後恢復健康的病友，真的給了我和先生許多力量與希望。我們問對方做了些什麼事，他說照兩位博士的話，聽話照做。我和先生真的照課程中的教導也「聽話照做」，結果奇蹟真的出現。先生從本來身體很虛弱沒有體力，幾乎都要躺在床上，到現在每天可以在山上走路，而困擾我一輩子非常嚴重的蕁麻疹也完全好了。

想要説的真的好多，包括君君老師真的把女兒調養的非常好，總之，我從兩位博士身上真的看到無怨無悔，總是熱心愛心及慈悲心地幫助每個人。生命中的貴人真的很重要，兩位博士是我生命中的貴人，我愛你們，謝謝你們，真的感恩你們。可以看到這本書的人真的是幸福之人。

旅美潑墨潑彩大師．**柯淑玲**

推薦序

君君老師的五分鐘養生法，簡單又有效！

君君老師在自己上半場的人生當中努力拼經濟，但人生的下半場，她決定把「健康」擺第一。很有數字觀念的她，認為養生，應該要更有效率，所以在節目中，她經常分享最多只要花五分鐘就能打出的熱騰騰養生飲，以滿足味蕾及身體的營養需求，我們怎能再有藉口說「辦不到」呢？

「簡單、有效、每天做得到！」正是君君老師的養生方法，之所以能讓許多人跟著她學，跟著她做的主要關鍵，除了「簡單」外，更重要的是，可以吃到食物最重要的營養成分「救命植化素」。重點是，救命的植化素到底該怎麼吃呢？不用擔心，只要善用君君老師的獨門配方就沒問題！

藉由此書，除了有一個最完整的記錄之外，這本健康寶典的內容也是最容易讓人做得到的養生食譜，歡迎您也一起加入「五分鐘養生俱樂部」，跟著君君老師一起擁有元氣與活力的健康生活。

民視元氣加油站主持人・**楊平**

作者序

每天五分鐘，用蔬果精力湯和穀漿為自己排毒

從事自然醫學及擔任養生節目的老師多年，我從二〇〇八年開始，每個星期都有一小時的養生節目，每集針對不同主題，設計四～五道植化素對症食譜。至今已幾百集，並累積幾千道對症食譜，大家都覺得，這些對症食譜非常好且受益良多，希望我能出書。為什麼到現在才出書呢？主要是我希望累積更多學生的親證實例，真正幫助更多人。

除了電視、演講，我和謝博士從二〇〇六年開始，也帶領學生們展開養生、排毒和食療課程。多年來，我們幫助非常多人找回健康，也接觸很多深受疾病之苦的人，特別是癌症，因此書中一開始我特別分享林先生罹癌的心路歷程，希望可以用真實經驗，幫助大家。

現今每三人就有一人罹患癌症，「防

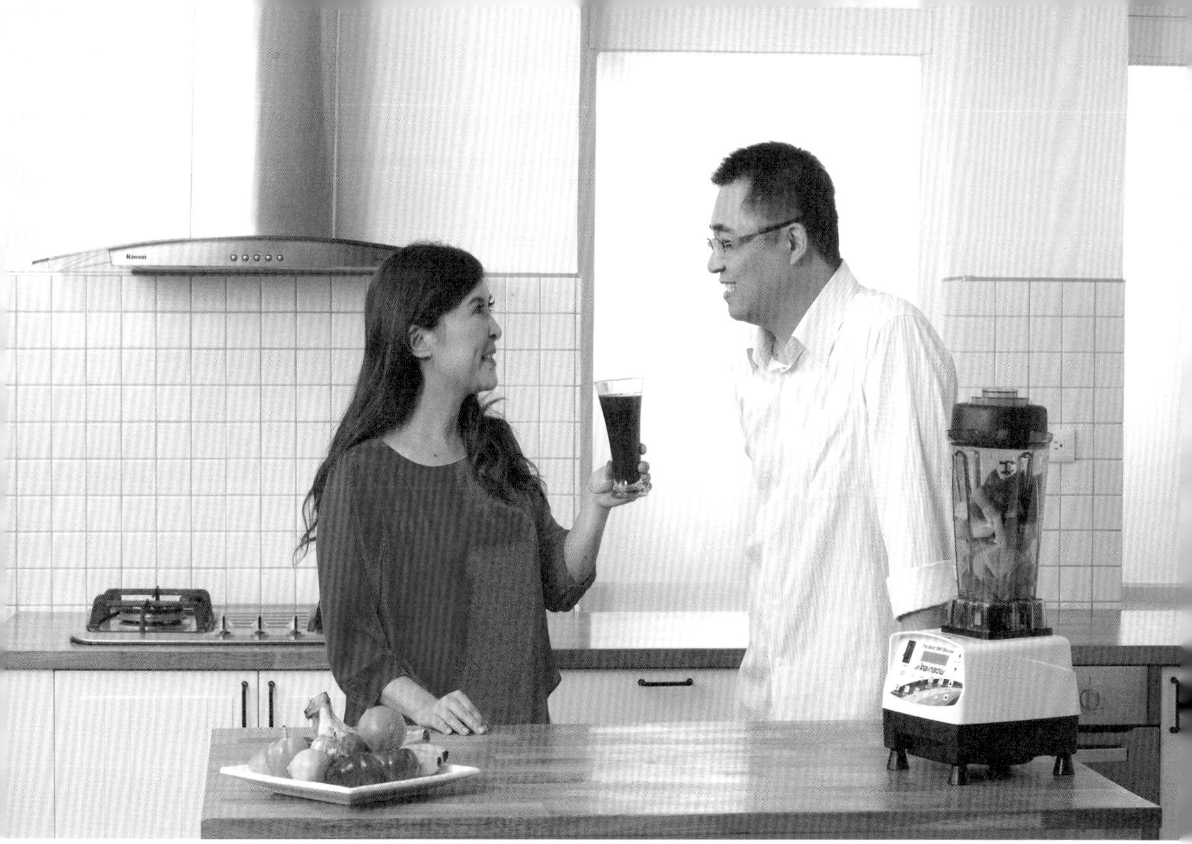

癌」已是大家必學的功課，因此，一定要重視自己的身體健康。

▼養生不能太複雜，「簡單」才能每天執行

大家都知道「健康」很重要，也很想養生，但是幾乎都會面臨兩個問題，第一就是「不知道該如何做起？」其實，「吃」就是最直接又容易做到的事。讀者朋友們可能會納悶，覺得自己每天都吃得很健康，為什麼還是生病？深入了解之後，我發現很多人其實是「吃錯食物」，即使選擇優質的天然有機食材，一旦搭配錯誤或是吃的時間不對，就無法達到改善和預防的效果。我

們每天吃二~三餐，因此每天就有二~三次的機會改變身體，這也是為什麼要知道「如何吃」的重要原因。

第二就是「太忙沒時間」，一想到要準備材料或花費時間調理，就卻步不前，真的很可惜。因此「簡單、有效、每天做得到！」是我一直以來的堅持，也是多年經驗累積的心得，唯有容易執行，才能持之以恆。**只要吃對食物，並搭配正確的工具，吃到食物真正的寶藏——救命的植化素，「健康」真的離我們一點都不遠。**

我始終懷著感恩的心情，看待這份志業帶給我的成長和收穫。當越來越多人開始用穀漿和蔬果精力湯養生後，不但改善了健康，就連身邊的親友也同時受益，這是最令我開心的事。在這本書裡，最重要的目的就是要教大家如何「正確地吃」，**書中所有的對症食譜皆由我的學員們親身實證過，都是對身體有幫助的天然食材。每天只要抽出五分鐘的時間，多喝穀漿和蔬果精力湯，就能擁有健康快樂的身心。**千萬不要告訴君君老師，為了自己和家人的健康，你連「一天五分鐘」都不願意投資，別忘了，健康才是最棒的財富。

最後我要感謝所有幫我推薦這本書的醫生和企業家，感謝電視台和出版社每個人的付出，感謝我的家人們，因為我們有共同理念，所以可以一起開心地做這件有意義的事，幫助更多的人。

自然醫學博士・**郭素君**

監修者序

排毒及食療可改善疾病，速度快且效果顯著

接觸過兩岸三地上萬名學員，每一次面對因為自身或家人飽受病痛之苦的無助眼神時，我的內心都充滿著感慨和急切，有這麼多的人身體有病痛，卻苦於無藥可醫，更急切想把我們多年累積的經驗分享給更多人。雖然君君老師推動排毒和食療已多年，但實際走訪各地，我們發現還有更多需要幫助的人，我們還要更努力，讓更多朋友了解它的價值和重要。

▼最有效的養生祕笈，加快身體復原的速度

親證許多學員快速康復的過程中，我們發現了一件神奇的事情，除了積極和醫生配合治療外，**「排毒及食療」絕對是幫助所有疾病康復，最快速、最安全且最有效的方法。**就像武俠小說《倚天屠龍記》裡所寫的：「武林至尊，寶刀屠龍，號令天下，莫敢不從！倚天不出，誰與爭鋒？」排毒及食療就是「屠龍刀」和「倚天劍」，除了能打通身體的任督二脈外，更讓許多人自然康復，魔術般地改變一生。

搶救健康時，跟體內壞細胞的戰爭是分秒必爭，而排毒及食療則能將康復的速度加快，

就像是從走路的速度倍升至跑車，效果非常顯著。這也是我們持續開辦的各項課程和活動，能夠吸引各行各業，包括兩岸許多頂尖傑出的學者、政界和企業界人士參與，其中不乏身體有病痛需要調養者，都特地前來研修學習的關鍵，希望了解如何透過排毒和食療，達到養身、養心、淨化的保健效果。

除此之外，君君老師參與的電視養生節目「元氣加油站」也已經播出長達六年多的時間，每一集都依據不同的主題，帶領觀眾如何吃出健康，累積了許多簡單實用的對症食譜，從健康穀漿、蔬果汁到精力湯，每一道都是精心搭配，並經過無數學員親證體驗的珍貴分享，讓電視機前的觀眾朋友得以受用，進一步追求身心健康。

這是一本很實用的工具書，並且超過上萬人的有效見證，因此，讀者朋友們可依照書中的內容執行，即可有很大的收穫。同時，這也是一本適合全家人一起研讀的書。希望藉由本書的分享，傳遞正確的養生食療觀念，在最短的時間幫助大家找回健康，下一個健康奇蹟就是你。

自然醫學博士・**謝立康**

兩位博士至各地推廣自然療法

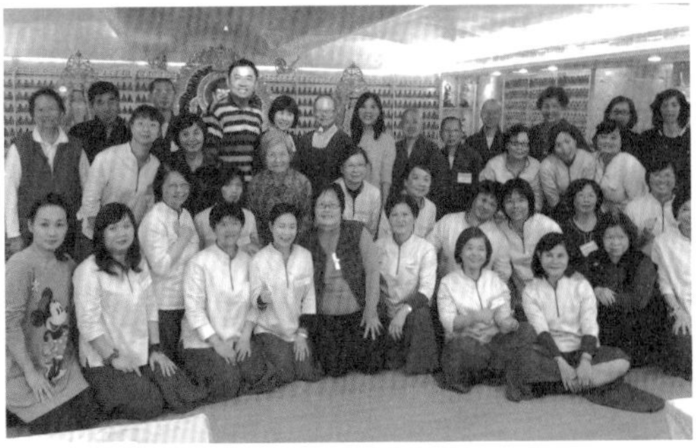

▲ 兩位博士受邀至台北市中觀學會舉行健康講座，會後與學員們合照。

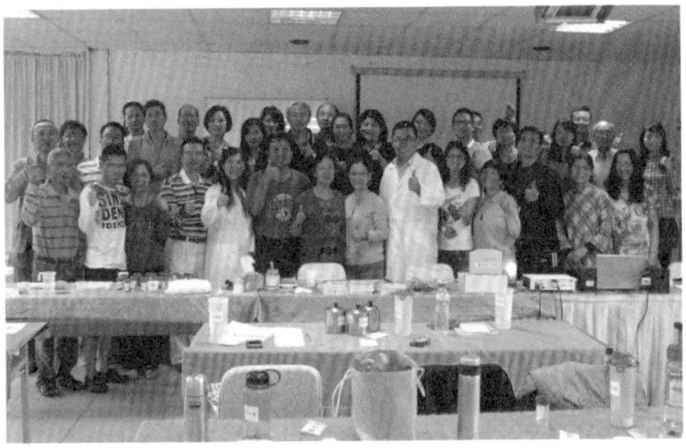

▲ 君君老師與謝博士在排毒營活動結束後，與學員們合影。

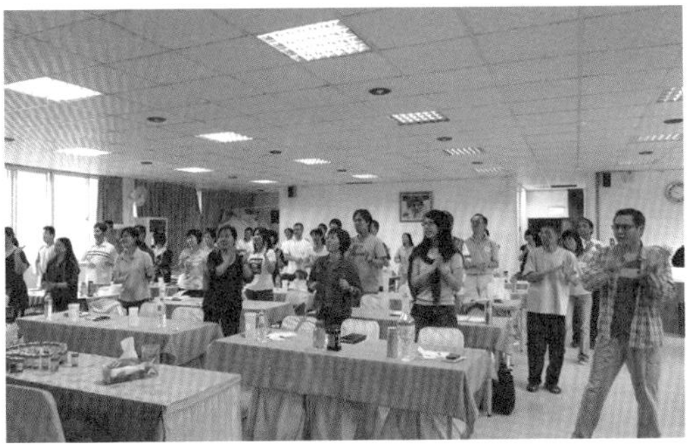

▲ 學員們熱情且認真的參與排毒營課程。

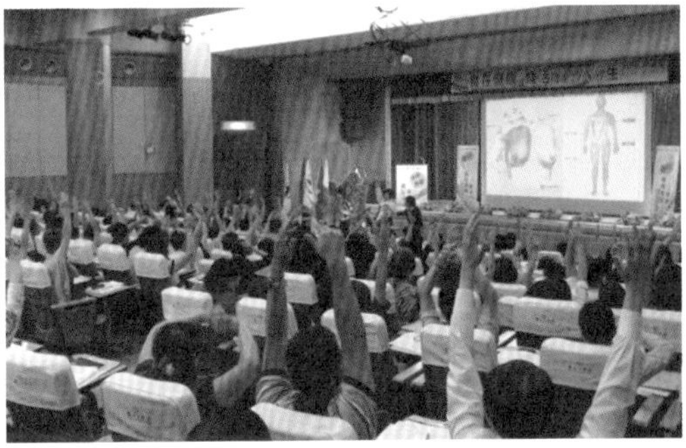

▲ 君君老師受邀為南山人壽VIP保戶講授養生課程，現場反應熱烈。

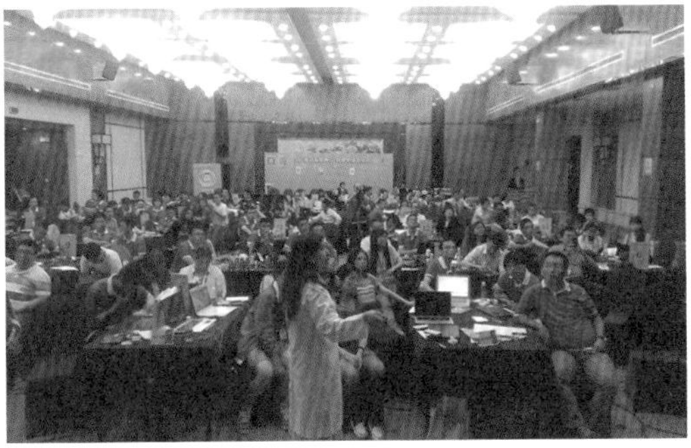

▲ 君君老師正在為內地民眾講解養生要領。

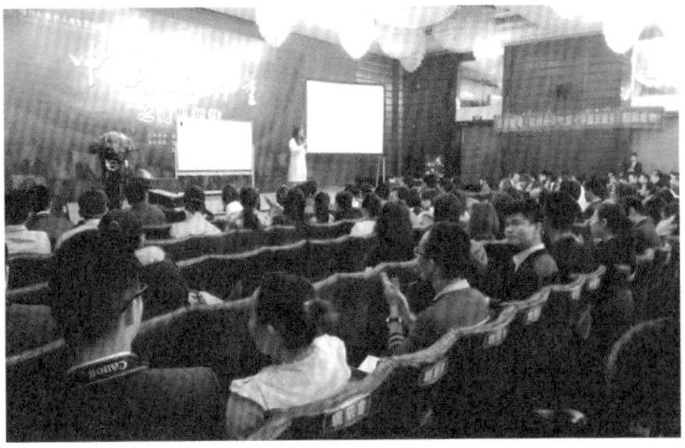

▲ 君君老師及謝博士受邀至內地舉辦養生健康講座。

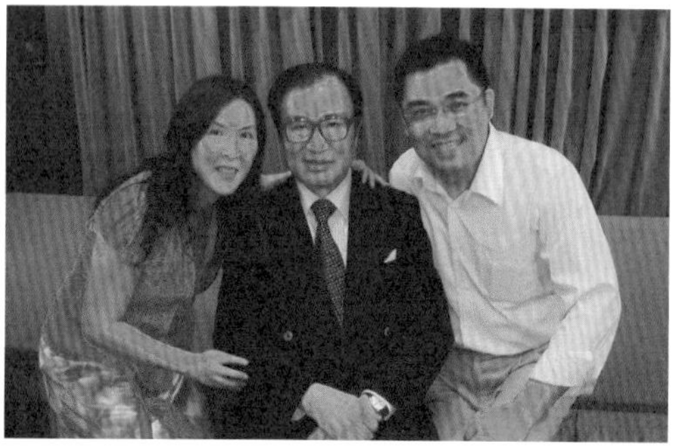

▲ 君君老師及謝博士與日本醫學家新谷弘實醫師（中間者）合影。

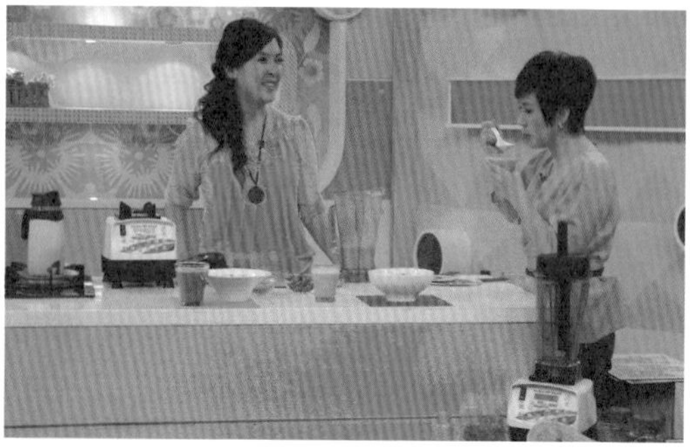

▲ 君君老師參與電視節目的錄影，右為主持人楊平。

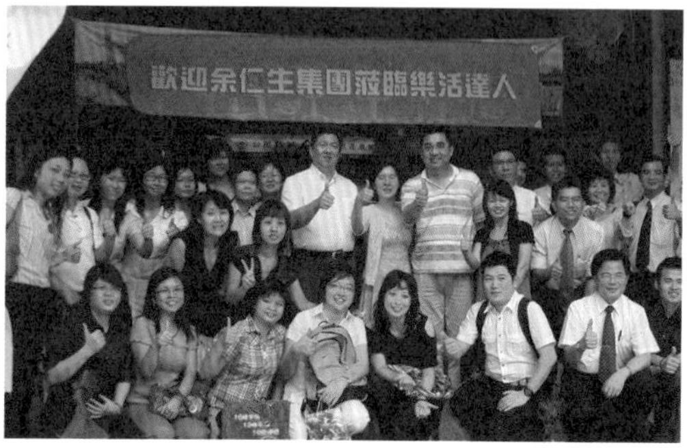

▲ 余仁生集團前來參訪，結束後與君君老師及謝博士合照。

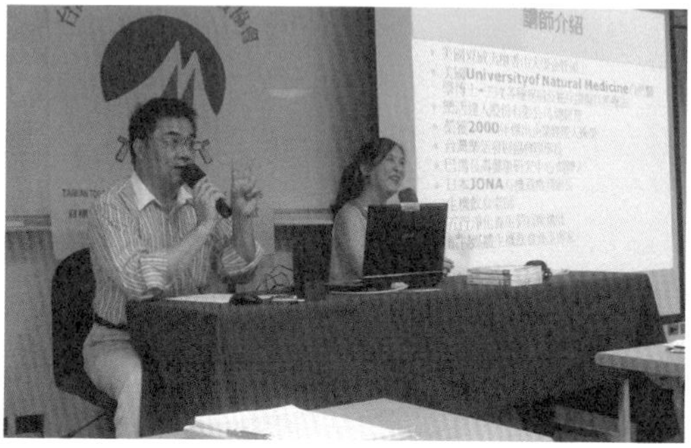

▲ 兩位博士受邀至台灣高階管理全球經貿協會演講。

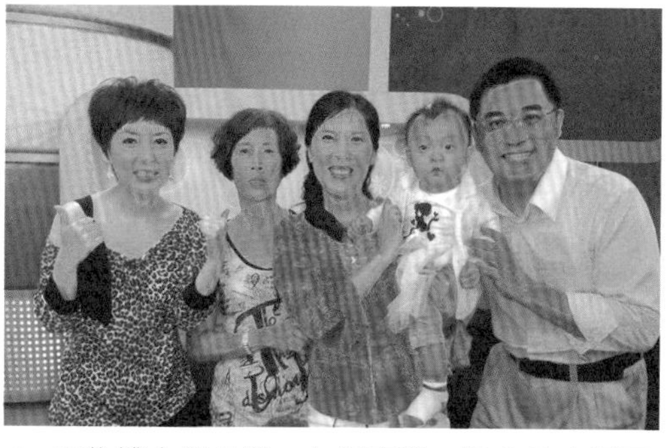

▲ 兩位博士與母親、女兒安安，及主持人楊平合影。

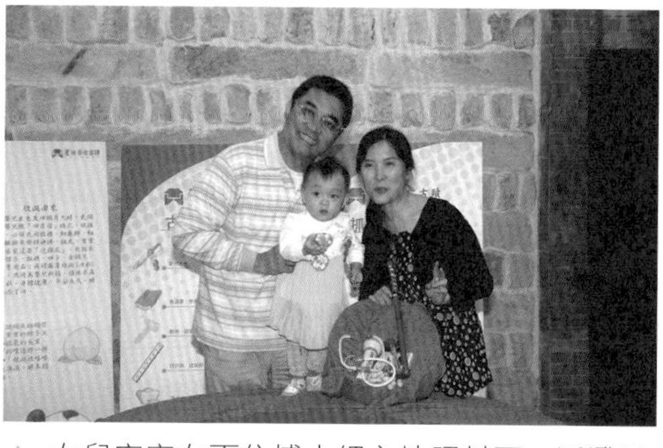

▲ 女兒安安在兩位博士細心地照料下，活潑又健康。

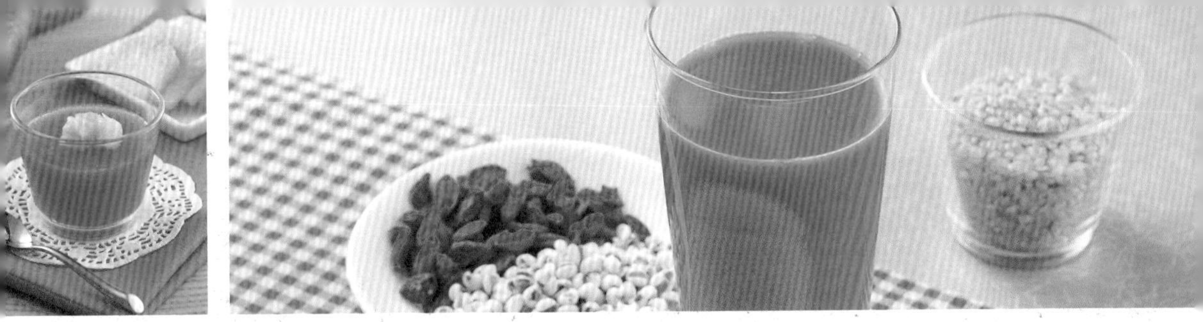

目錄

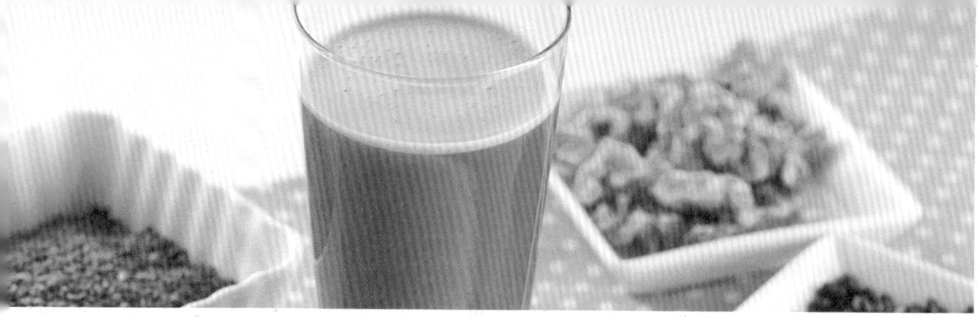
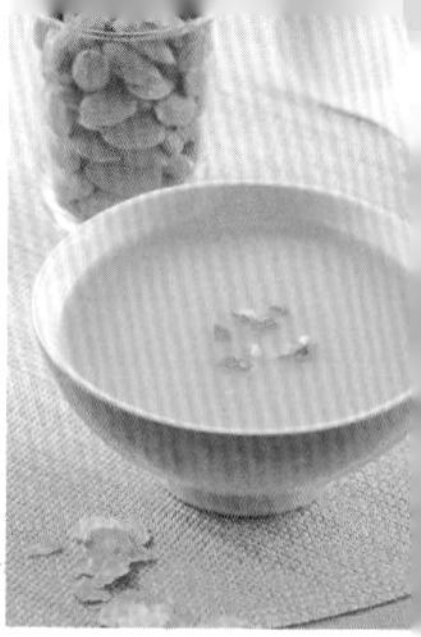

Part 2 吃對了，就健康！讓「食物」成為天然的良藥

Part 3 史上最強！植化素專家的10種救命好食材大公開

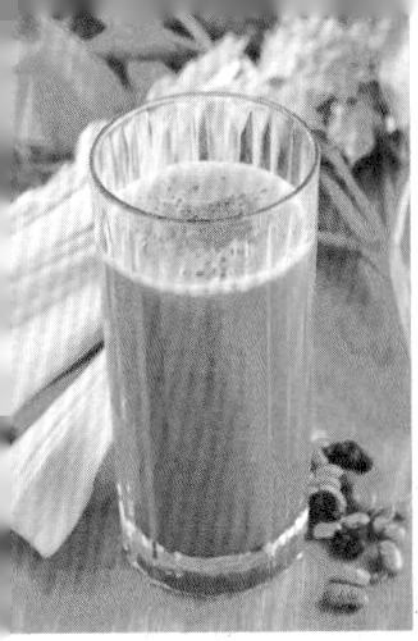
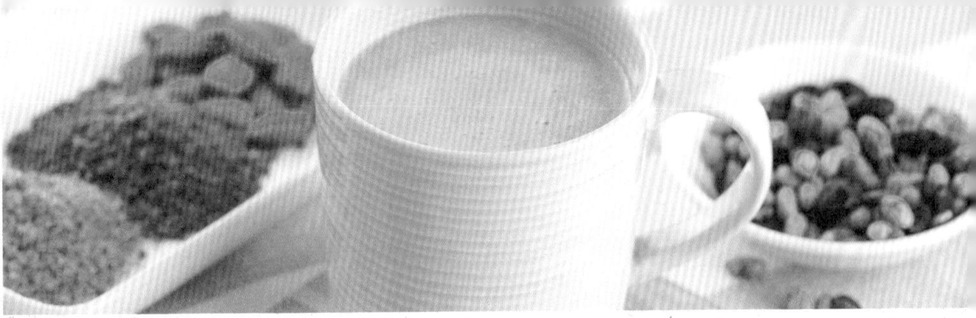

Part 4 植化素專家首度公開！90道最有效的對症健康飲品

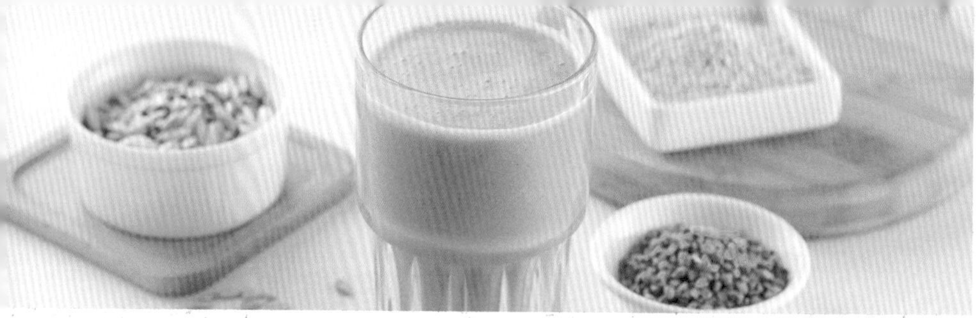
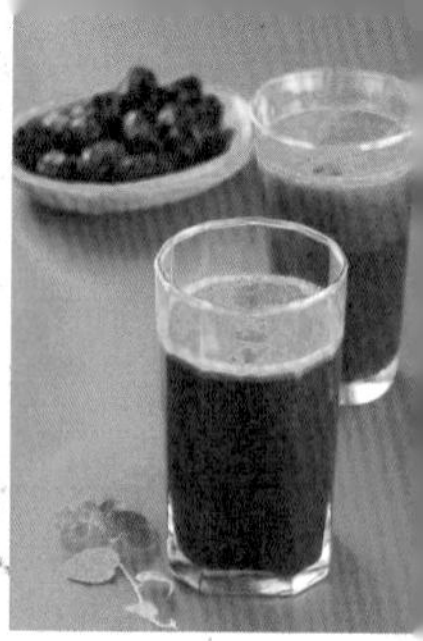

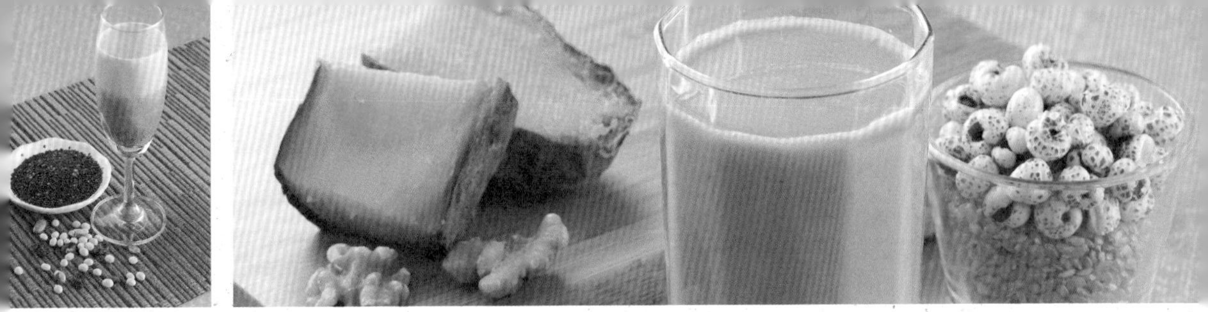

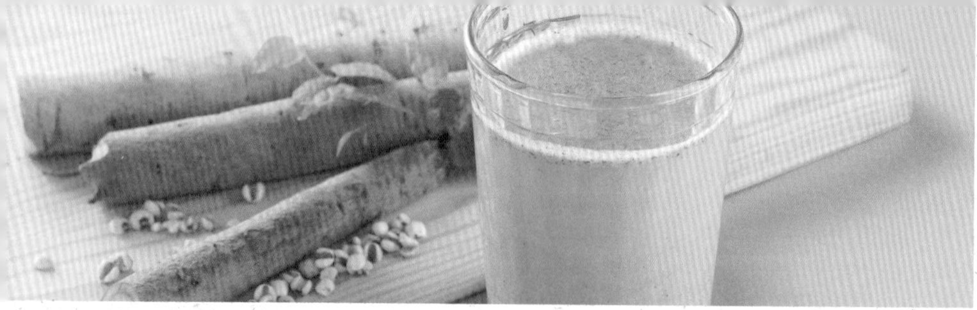
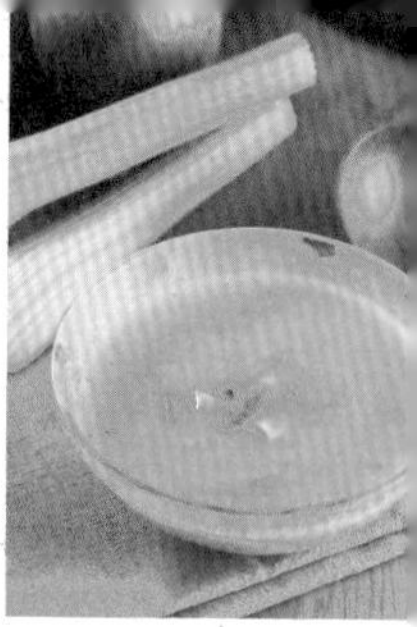

Part 5

關於食療及排毒，最多人問的Q&A大解答

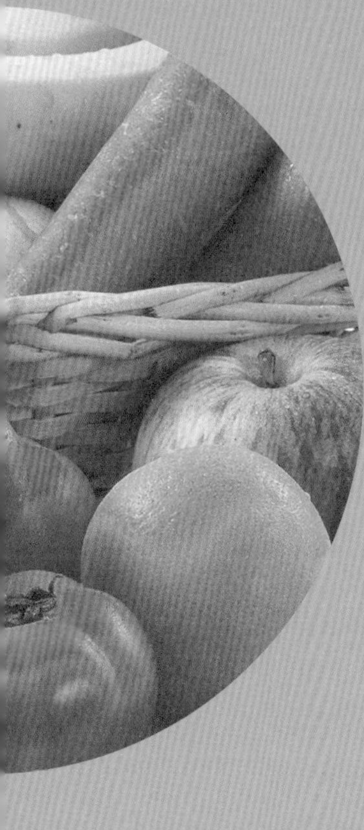

Part 1

用「食物」幫身體排毒！病，真的會改善

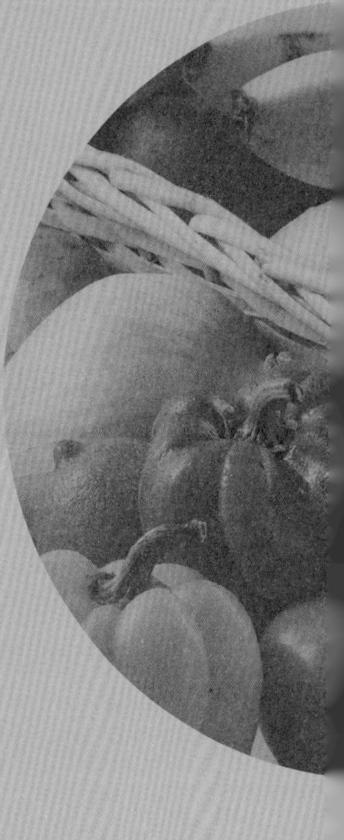

1 醫生口中的奇蹟，

肝癌末期的真實康復故事

研究生機飲食及擔任養生節目的老師多年，我接觸過許多人，非常了解當家中有人生病時，特別是癌症，除了沉重的經濟負擔，更令人不捨的是全家人心情的煎熬。因此，我總是希望病友或學員們，利用我所設計的植化素對症食譜後，在最短的時間內能有最大的改善。

林先生是一位經商很成功的台商，在還沒生病以前，每天都會打網球，且不煙不酒，也盡量不熬夜，六十歲以前從不生病也很少感冒。沒想到一生病檢查後，就發現是肝癌末期，更嚴重的是，整顆肝的上中下都有腫瘤，最大的甚至達八公分。林先生說，當他知道自己得癌症時，頓時人生好像被宣判死刑，但為了活下去，開始進行所有治療，起初信心滿滿，但一次又一次的療程，讓他的身體越來越虛弱。

過程中，林先生也結合中醫和吃一些知名抗癌輔助品，不管要花多少錢，但是癌細胞的侵襲速度實在太快，最後醫生還是宣告，如果沒換肝，就只剩三個月的生命，讓他的人生再一次被宣判死刑。

▼連醫生都不敢相信，肝癌末期真的痊癒了！

此時，他已虛弱到連拿網球拍的力氣都沒有，後來，他開始吃我建議的食療與參加排毒課程，並改變生活及飲食方式。原本，他一天只能喝用三馬力調理機所打的五十西西精力湯，一個月後，每天能喝一千兩百西西的精力湯和穀漿，精神和體力越來越好，三個月後，每天可打網球超過四十分鐘。第十個月時，**他到醫院檢查AFP甲型胎兒蛋白等各種指數，數據均很正常，可說是完全康復，連醫生都說是「奇蹟中的奇蹟」**。

他總說：「老師，謝謝您們給了我第二次的生命。」從事自然醫學這麼多年，我看過許多像林先生這樣的例子，**我堅信「最好的化療是食療，最好的藥物是食物」，只要願意開始，每個人都可以喝出健康奇蹟。**

2 這樣吃最危險！
5個壞習慣，當然會生病

經過多年經驗及研究，我發現很多生病的人不是因為外在因素而導致患病，**九十%的病因是來自於「不良的生活習慣」**。只是現代人過得太舒適，常常覺得當下的快樂最重要，而不願意改變，等到生病時才驚覺一切都來不及了！

因此，下列五種錯誤的飲食方式，正是我整理出來的「飲食壞習慣」，只要從現在開始改變，就能遠離現代文明病及可怕的癌症。

❶ 吃錯早餐，只以麵包、饅頭裹腹

大部分的人，早餐不是吃麵包、三明治，就是饅頭、飯糰、燒餅油條等，這些食物的共通點就是「缺少纖維質」，當食物中的五穀和蔬果含量低，能攝取到的纖維量就容易不足。而「纖維」是身體非常需要的物質，特別是在早上起床後，適量的纖維可以刺激腸胃蠕動，喚醒全身器官，告訴身體該工作了！因此，我建議大家選擇早餐時，**盡量多以五穀雜糧和蔬菜、水果為主**，才是最健康的。

❷ 用餐無法定時定量，常暴飲暴食

現代人因為太忙，常有一餐沒一餐的亂吃，忽略三餐要「定時定量」的原則。很多學生或上班族，經常來不及吃早餐，或忙到沒時間吃飯，空著肚子拼命工作，餓了就胡亂塞些零食，或是靠飲料填飽肚子。等到終於有時間吃飯時，早已餓過頭，這時如果出於彌補心態，選擇大吃一頓，長時間下來，不只弄壞腸胃，連帶也影響體內其他機能的正常運作，當然會生病。

❸ 睡前吃宵夜，甚至吃飽就睡

很多夜貓族或是生活作息不規律的人，都有吃宵夜的習慣，吃太飽除了造成身體的負擔外，更會影響睡眠品質，損害身體修復細胞的機制運作。一般來說，晚上十點到凌晨兩點，是人體細胞進行自然修復的黃金時間，**此時會對體內的六十兆細胞做完整檢查，更是揪出癌細胞的珍貴時刻**。

結果，因為貪吃宵夜，讓身體的內部機制必須先消化和吸收食物，沒辦法馬上使受損細胞恢復健康，最終導致體內的壞細胞越來越多，自然會引發疾病。

❹ 經常外食，加工食品吃太多

一般外食多高油高鹽多糖，或用過多調味料來增添食物的口感，長期食用會傷害人體。**至於一般人愛吃的油炸物，雖然美味卻會讓身體產生大量自由基，已被證實是萬病之源。**此外，長期吃高鹽食物也會使血壓上升，讓血管擴張，並造成心臟心室肥大及動脈硬化，增加心肌梗塞及腦中風患病機率。此外，更會增加腎臟排泄的負擔，導致腎臟病、骨質疏鬆及尿路結石等疾病。

❺ 不愛喝水，含糖飲料喝太多

大街小巷充斥的手搖飲料店，也反應出現代人飲料不離口的習慣，更糟的是，俗稱「黃金比例」的成分，幾乎都是全糖飲料。**其實，糖早已被稱為「合法的毒藥」。**全球權威性期刊《Nature》曾經發表一篇論文〈砂糖的毒性真相〉，引起不小的波動，內容指出，糖與煙酒一樣，具有潛在危害且會讓人上癮，更可怕的是，現在的糖多為人工製造物，如：阿斯巴甜，對身體的傷害更大。

3 為什麼病總是不會好？

身體毒素太多，當然好不了

可能很多人會好奇，身體真的有毒素，需要排毒嗎？除了我在前文提到會傷害身體的不良飲食及生活習慣外，外在環境看不見的毒存在於空氣、水質當中，也是很大的毒素來源。因此，每個人體內或多或少都有累積一些毒素，等累積到一定數量就會以不同的方式表現出來。**如果你容易頭痛、牙齦紅腫、皮膚過敏或是經常拉肚子等，這些身體出現的一些小毛病，都算是毒素累積的反應。**

不過，有時生病後也接受了治療，為什麼病還是好不了呢？主要原因包括：身體毒素太多、飲食精緻化，導致體內酵素太少、腸道累積太多宿便、吃太多加工食品及吃錯油，讓血液過於混濁等，這些都是病看不好的原因。在多重作用下，也容易使人體的解毒器官——肝臟，及膽囊出問題，導致全身系統發生狀況，進而引發慢性病與癌症等致命疾病。正確且安全的「排毒」，就是在幫助身體運作及新陳代謝，並將體內不需要的物質排出體外。

▼排毒如同為魚缸「換水」，是改善體內環境的關鍵

不過，為什麼「排毒」這麼重要呢？其實，這跟養魚的道理是一樣的。我記得剛養魚時，因為怕魚養不活，所以買了很多營養品放進魚缸內，沒想到魚兒卻一隻隻死亡並浮起來，讓我更緊張，於是放更多，結果就是魚兒幾乎都死光了。後來我請教會養魚的朋友，他問我「是否有定期幫魚換水？」我才想起，很少也沒有固定換水，當然往魚缸內放再多營養品也沒用。

這個經驗讓我聯想到，其實魚缸的水就像是「體內環境」，死掉的魚則是「壞死的細胞」，水一直不換，魚只會死更多，相同地，**體內環境一天不改善，細胞只會損壞的更多，久了就變成器官病變，最後就是生病，特別是越酸越毒且越髒的環境，最容易滋養癌細胞。**

因此，只要定期幫身體排毒淨化，就能提升免疫力，讓細胞進行修復，還能養顏美容，若能再搭配按時吃對症食療的料理及飲品，更可提升康復速度。

4 這樣排毒最有效！執行「一日淨化餐」為身體大掃除

▼一日淨化餐可清腸及清血，提升免疫力

不過，我們該如何為身體排毒呢？其實，只要「吃對天然好食物」就能做到。我特別設計了這份「一日淨化餐」，**內含的兩個重點就是「清腸」和「清血」也就是清除體內的宿便及細胞和血液中的廢棄物質。**一旦體內環境經過淨化排毒和修復重建後，不但可以提升免疫力，也能改善健康。

腸道是最大的免疫器官，腸道不乾淨或便秘，免疫力就會變差，除此之外，腸道毒素由黏膜吸收，若長期經由肝門靜脈入肝臟，肝臟就會惡化，連帶也會影響心臟和呼吸系統，造成癌症。因此，「清腸」是健康的基礎，非常重要。

汙濁的血液則是疾病根源，導致血液汙濁的原因很多，最大的問題還是來自於飲

食，因此，每週用淨化餐幫自己淨化血液也很重要。**對於慢性病和癌症病患來說，唯有血液乾淨才能讓身體的六十兆細胞重生，找回健康與活力。**

因此，定期吃「一日淨化餐」，正是最有效的排毒法，這也是屬於「輕斷食」的一種，更是最古老的自然療法之一。遠古時代，許多動物一旦受傷就會開始不吃不喝，躲起來休息，藉由斷食來修復自己，換得健康。人類身為萬物之靈，卻不知道好好善用這套最天然的康復秘方，真的很可惜。

究竟，輕斷食有哪些好處呢？包括：

❶ **幫助身體康復：**斷食可使內分泌和自律神經系統幫助身體修復，回復正常。

❷ **清除體內的有害物質：**可分解及排除附著在身體器官和組織中的有毒廢物，清除體內不好的物質。

❸ **美化肌膚：**可讓皮膚恢復彈性，並使氣色變得更好。

❹ **讓身體重新充滿活力：**可重建所有細胞、組織和血管，並提升免疫力及抗衰老。

❺ **使體重減少：**可燃燒多餘的脂肪，減輕體重，使身體更輕盈。

在歐美，輕斷食早已造成一股旋風，是非常受到歡迎的有效排毒法。此外，聖經中也一再提及斷食的好處，認為「斷食時，不要愁眉苦臉，要清潔而愉快。這樣你的光將閃亮如晨曦，你的健康將更加速向前躍進。」

▼「淨化餐」具有飽足感，且不會拉肚子

我所設計的這套排毒計畫，其實與大家熟知的「週一無肉日」概念相似，建議大家不妨每週挑一天，不一定要假日，只要是自己感到舒服的時間即可，用「一日淨化餐」讓身體休息，徹底大掃除。

「一日淨化餐」的飲食內容並不會讓你拉肚子，只會增加排便次數，幫助排除毒素。白天的飲食以穀漿、木耳露等排毒飲品為主，晚上的南瓜燕麥湯和銀耳露則可幫助提高免疫力，修復身體細胞。由於這些食物都具有飽足感，營養價值也很高，因此，正常來說，在進行輕斷食的過程中並不會感到饑餓。**如果真的很餓，可以喝糙米及綜合堅果打成的穀漿，補充體力。**

「一日淨化餐」的飲食內容

時間	飲食內容	功效
8：00	• 淨化綜合穀漿 1 杯 • 熟地瓜 1 條 • 彩虹蔬果優格沙拉 1 份	清腸
10：00	• 高纖水果優酪乳 1 杯	清腸
12：00	• 彩虹蔬果優格沙拉 1 份 • 清血黑木耳露 1 杯	清血
15：00	• 清血黑木耳露 1 杯	清血
17：00	• 三寶胡蘿蔔汁 1 杯	加強肝臟排毒
18：00	• 彩虹蔬果優格沙拉 1 份 • 活力南瓜燕麥湯 1 碗	提升免疫力
20：00	• 修復銀耳露 1 杯	修復細胞
22：00	進入夢鄉	修復細胞

★ 食譜內容詳見 P39 ～ 42，彩虹蔬果優格沙拉則見 P214。

君君老師這樣說

進行「一日淨化餐」時的注意事項

1. 孕婦也可吃淨化餐，**只要將中午 12 點的黑木耳露換成淨化綜合穀漿，及下午 3 點時改喝三寶胡蘿蔔汁即可。**
2. 排毒期間，盡量讓身心休息，**運動以散步為主**，並要多喝水。
3. 若在過程中出現任何不適症狀，**請先停止並前往就醫**。
4. 結束後的體重可能會減輕，但主要的功效仍是「排毒」，**請勿將淨化餐當成減肥餐食用**。

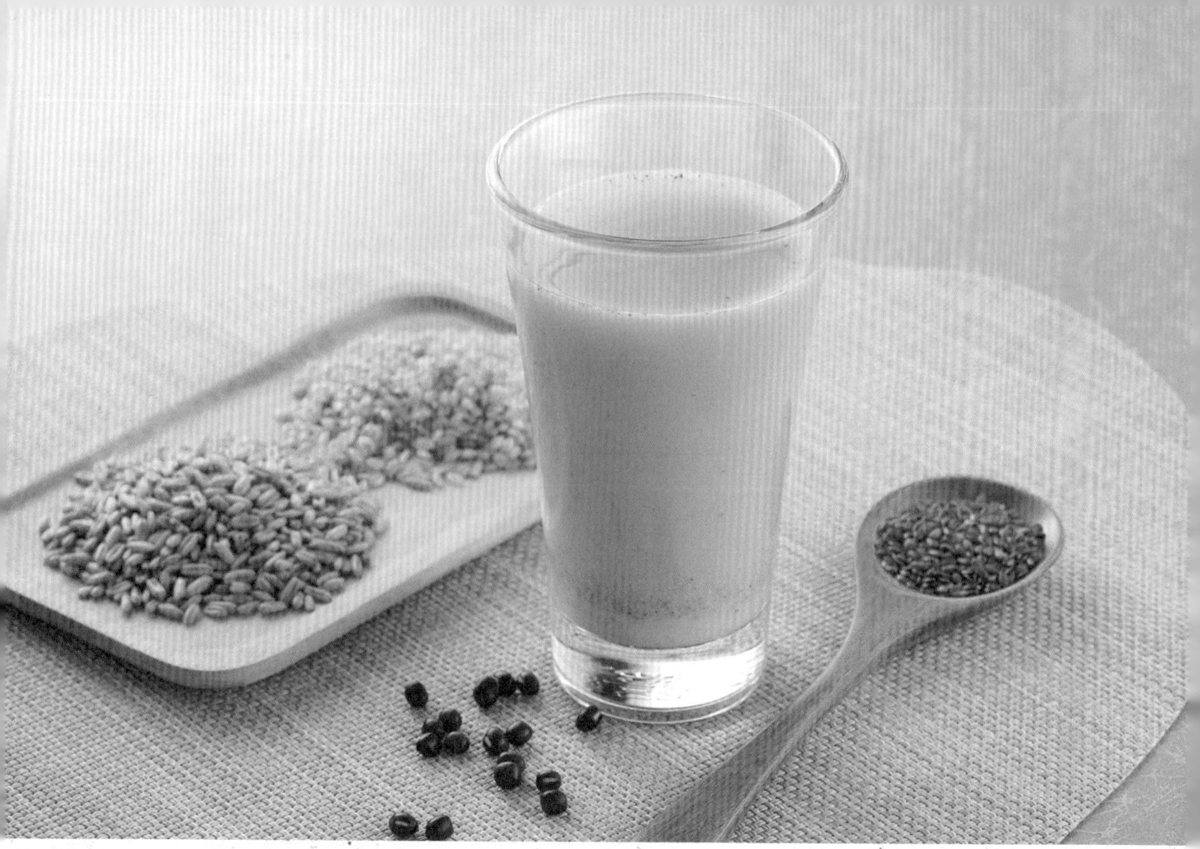

【淨化綜合穀漿】

材料（2杯）：

糙米30g、亞麻籽10g、燕麥20g、紅豆20g、綜合堅果4匙、黃金三寶粉2匙、熱水800cc

作法：

❶ 將所有材料洗淨（免浸泡），和熱水放入營養調理機杯內，蓋緊蓋子。

❷ 按下豆漿鍵，再按START鍵。

排毒小叮嚀

・糙米、亞麻籽、燕麥、紅豆均含豐富膳食纖維，可促進腸道有益菌增殖，加速腸道蠕動，加上糙米、紅豆含維生素B1，為水溶性纖維，可清除體內多餘的乳酸堆積和幫助排便。三寶粉內的卵磷脂則可以幫助排出體內毒素，加乘體內淨化的效果。

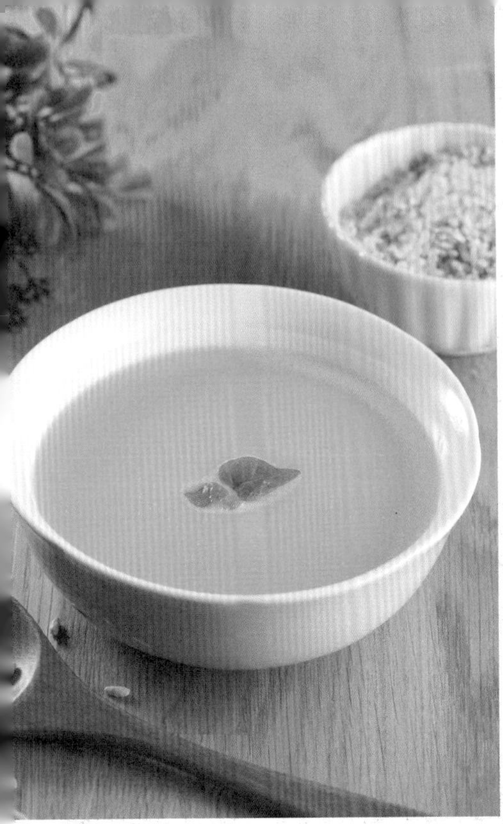

【活力南瓜燕麥湯】

材料(2碗)：

南瓜（含皮、籽、肉）200g、葵瓜子20g、燕麥20g、黃金三寶粉2匙、海鹽適量、熱水500cc

作法：

❶ 將所有材料洗淨，和熱水放入營養調理機杯內，蓋緊蓋子。

❷ 按下濃湯鍵，再按START鍵。

排毒小叮嚀

・南瓜中的南瓜籽與葵瓜子皆含有抗氧化的木酚素，再搭配三寶粉，可提升免疫力。

【修復銀耳露】

材料(2杯)：

乾的白木耳20g、紅棗（去籽）8粒、枸杞20g、黃耆少許、薏仁30g、黃金三寶粉2匙、熱水800cc

作法：

❶ 先將乾的白木耳浸泡約20分鐘。

❷ 把所有材料洗淨和熱水放入營養調理機杯內，蓋緊蓋子。

❸ 按下濃湯鍵，再按START鍵。

排毒小叮嚀

・白木耳含豐富蛋白質和17種以上的氨基酸及植物膠，再加上紅棗、枸杞、黃耆及薏仁，能讓細胞快速修復。

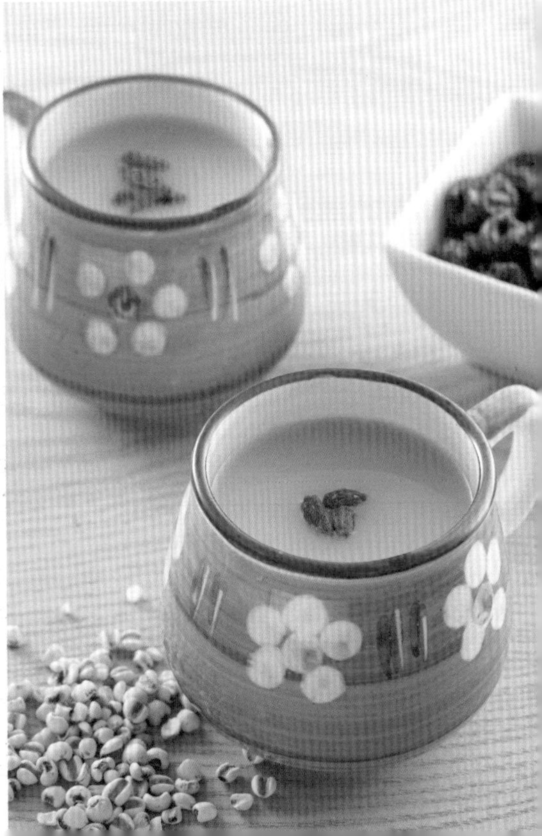

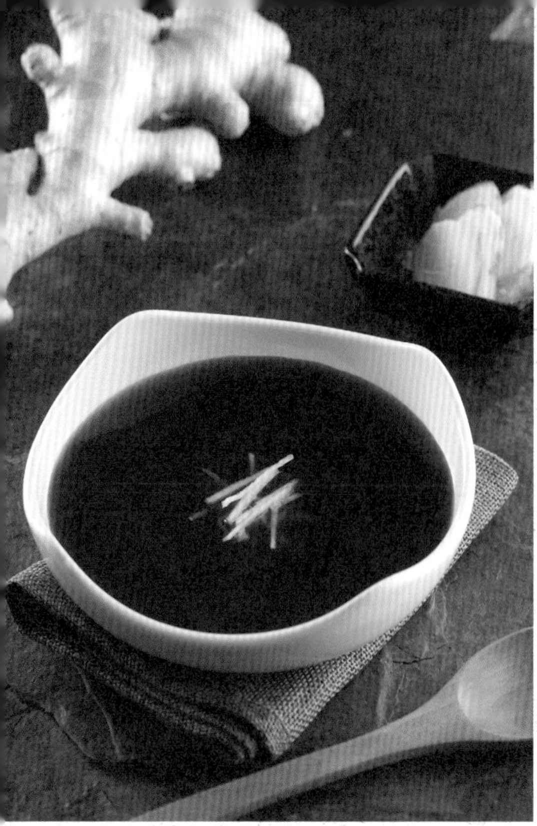

【清血黑木耳露】

材料（2碗）：

乾黑木耳20g（先浸泡10分鐘）、薑5g、黑糖適量、黃金三寶粉1匙、熱水800cc

作法：

❶ 所有材料洗淨和熱水放入營養調理機杯內，蓋緊蓋子。

❷ 按下濃湯鍵，再按START鍵。

排毒小叮嚀

・黑木耳的酸性多醣體可降血膽固醇和血脂肪，再加上三寶粉的營養，可幫助清血。

【三寶胡蘿蔔汁】

材料(2杯)：

胡蘿蔔200g、黃金三寶粉2匙、蜂蜜適量、好水500cc

作法：

❶ 將所有材料洗淨，和好水放入營養調理機杯內，蓋緊蓋子。

❷ 按下精力湯鍵，再按START鍵。

排毒小叮嚀

・胡蘿蔔中的硫化醣胺可加速細胞與肝臟的排毒作用，並達到防癌作用。

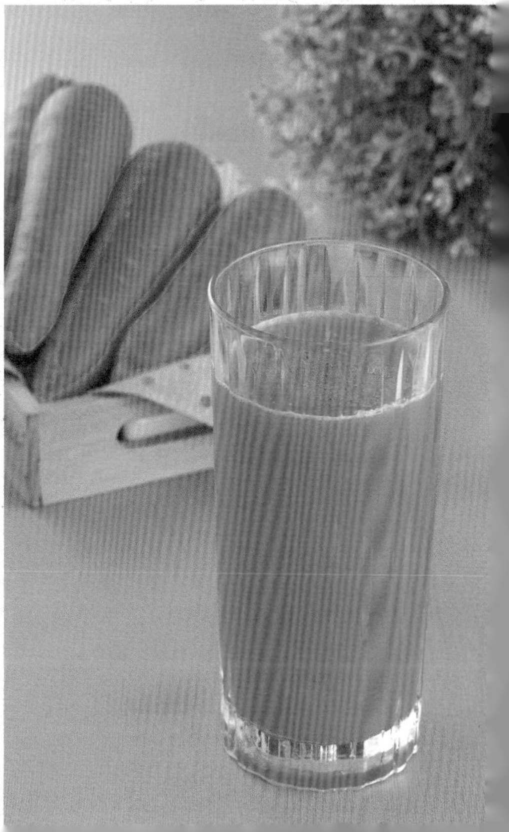

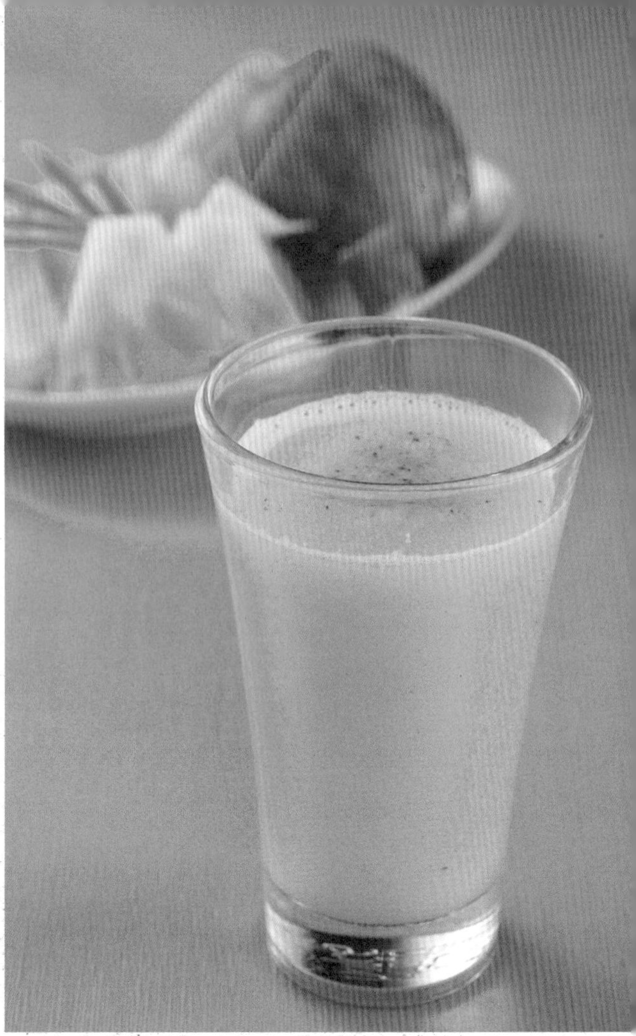

排毒
小叮嚀

・鳳梨含豐富酵素與維生素C；蘋果含豐富的纖維質和果膠，可幫助清除腸道毒素和便秘；優酪乳可增加腸道好菌，加上三寶粉的營養成分，是體內淨化的最好選擇。

#【高纖水果優酪乳】

材料（2杯）：

鳳梨300g、蘋果150g、優酪乳200cc、黃金三寶粉1匙、蜂蜜適量、好水300cc

作法：

❶ 將所有材料洗淨，和優酪乳放入營養調理機杯內，蓋緊蓋子。

❷ 按下精力湯鍵，再按START鍵。

Part 2

吃對了，就健康！
讓「食物」成為天然的良藥

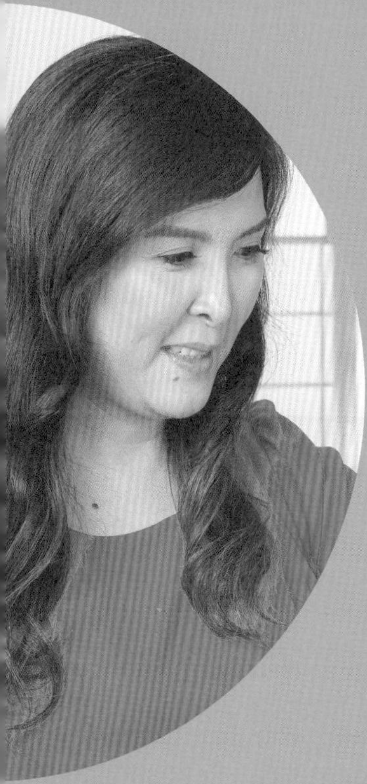

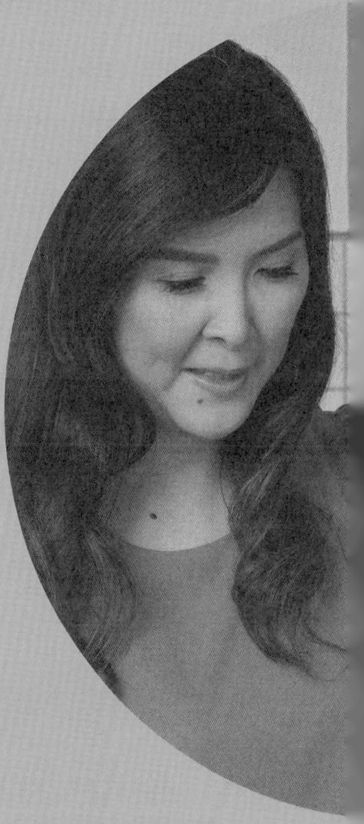

1 這樣喝，最健康！用穀漿及精力湯，補充營養

我常在養生節目上示範各種食療料理，穀漿及蔬果精力湯是我最喜歡的兩種健康飲品。我所調配的穀漿，是由「五穀雜糧」等各式種子所組成，包括糙米、小米、蕎麥、燕麥、紅豆、綠豆、黃豆、黑豆、南瓜籽、核桃、薏仁、亞麻籽及堅果。不要小看這些種子，只要掌握其特性並搭配得宜，就能養生，甚至救命。

▼三十八億年的演化，教你這樣「吃」最健康

到底要怎麼吃才不會生病呢？我們可以從人類經過三十八億年的演化智慧——牙齒結構，得到正確解答。人類有二十顆臼齒、八顆門齒、四顆犬齒。其中，「臼齒」的主要功能是吃五穀雜糧、「門齒」用來吃蔬菜水果，「犬齒」則是用來吃魚和肉。

若依照牙齒的數量比例來看，**代表人類每天必須攝取六十二．五%的五穀雜糧、**

二十五%的蔬果及十二・五%的魚和肉，才符合「飲食黃金比例」的原則。

也就是說，現代人應該遵循身體的構造，盡量回歸自然的養生飲食法則，身心才能回到健康平衡的狀態。可是，現代人幾乎是肉類吃太多，五穀雜糧和蔬果反而吃很少，經年累月下來，會導致飲食比例錯誤不平衡，造成生病。

此外，現代人多吃白米，很少吃到五穀雜糧，再加上這類食物纖維高，消化咀嚼較困難，又不好煮，因此更少攝取，長年缺乏五穀雜糧的情況下，當然會生病。因此，我常教導學生一個聰明又簡單

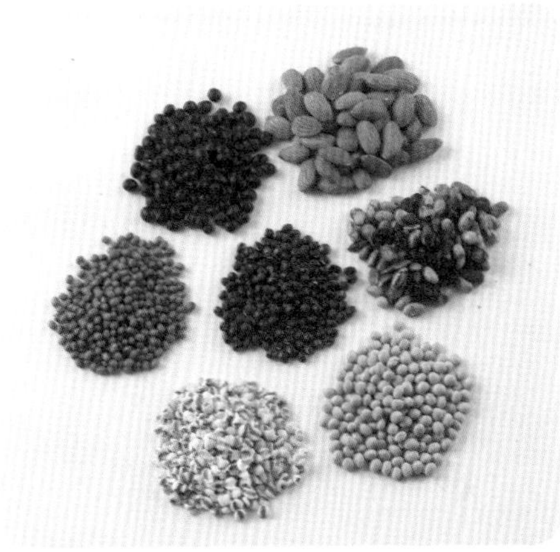

▲ 種子富含營養，適合打成穀漿，更容易被人體吸收。

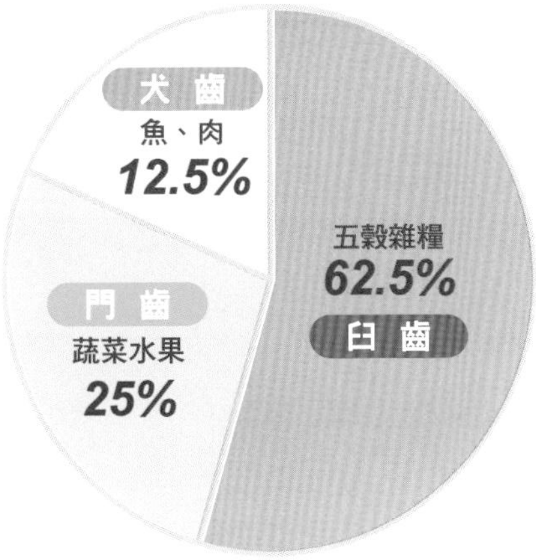

▲ 牙齒數量決定「吃」的黃金比例。

的攝取方法，就是打穀漿喝，既省時又方便，不但口感好，也能喝到完整的穀物菁華，且每天只需五分鐘，就能喝出健康奇蹟，這也是不生病或康復的重要關鍵。

▼打蔬果精力湯時，蔬菜一定要比水果多

除了穀漿外，蔬果精力湯也是我很推薦的健康飲品。不過，大家可能會有疑問，覺得自己不偏食，精力湯也沒少喝，為什麼健康還是沒有改善？

就我多年觀察的結果發現，很多人根本不是在喝蔬果精力湯，而是喝果蔬汁，甚至只是在喝果汁而已！長期喝太甜的果汁易導致膽固醇過高或糖尿病。我有個學生因總膽固醇過高，長年吃得很清淡，但是，總膽固醇卻越來越高，後來聽我的演講才發現，他每天喝的二～三杯果汁，正是導致總膽固醇過高的原因。之後他將果汁配方改為我建議的搭配比例，三個月後，總膽固醇就下降，很快就恢復正常了。

打蔬果精力湯時，正確的搭配原則是，蔬菜量一定要多於水果，才能避免吃下過多糖分。蔬菜的種類可多選，葉菜類可以佔二～三種（如青江菜、小白菜等）、根莖類佔三～五種（如甜菜根、馬鈴薯、胡蘿蔔、小黃瓜等）。為什麼呢？因為葉菜類的屬性較寒，而根莖類屬性較溫和，兩者互搭可達到平衡。

如果你是剛開始喝蔬果精力湯，又屬體質較寒的人，**可以先排除葉菜類，以根莖類為主，搭配少量水果，身體和味覺就會慢慢習慣。**等到體質調養好後，再視情況開始加入少許葉菜類。此外，很多人擔心精力湯太寒，其實，只要適量搭配三寶粉（三寶粉內容請見**P63**）和低溫烘焙的綜合堅果，就能中和寒性，達到營養平衡。

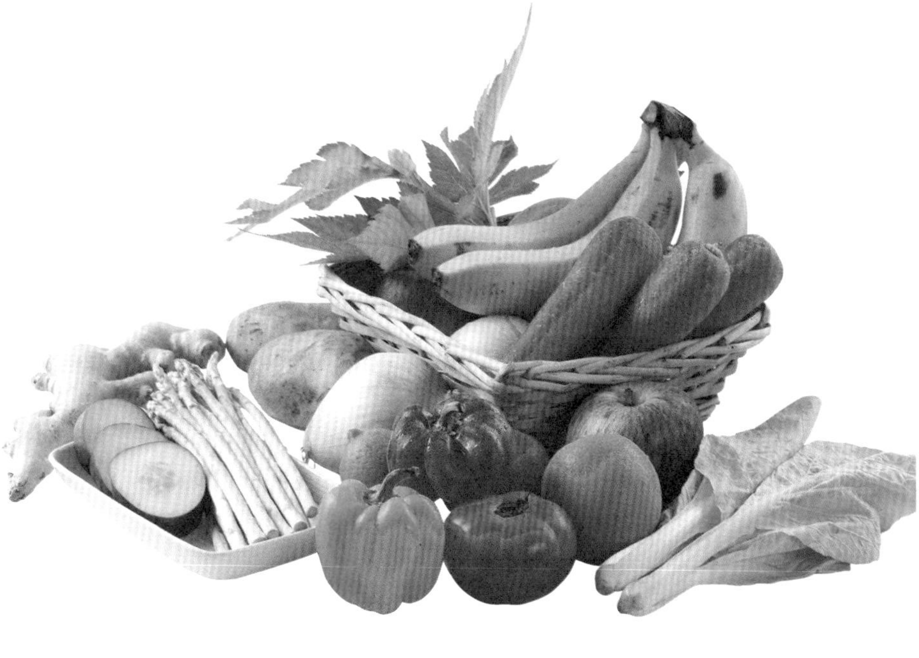

君君老師這樣說

哪些蔬菜「不適合」打成汁？

原則上，所有的蔬果都能打成汁，不過，有些蔬菜因為口感和成分特殊，選擇時需要多注意。我簡單整理成表格如下，方便大家打蔬果精力湯時，可對照參考。

蔬菜名	原因
芥菜	由於口感帶辣，較不容易被人接受，不太適合用來打汁。
地瓜葉、菠菜	草酸含量高，容易造成結石，讓身體不易代謝，比較不適合打汁，亦不宜多吃。
苜蓿芽	苜蓿芽因含有鹼性刀豆氨基酸，容易引起免疫系統疾病，建議打蔬果精力湯或做生菜沙拉時，**可用豌豆苗或青花苗取代苜蓿芽**。有下列疾病者，食用時需特別小心，包括： • **紅斑性狼瘡或類風濕性關節炎患者**，不宜食用。 • **免疫力較差的人**，也不宜大量吃或連續攝取過多。 • **痛風和尿酸過高的人**，也不能多吃。

2 用種子及蔬果抗病！關鍵在於神奇的「彩虹植化素」

看到目前為止，大家一定會好奇，為什麼只要常喝穀漿和蔬果精力湯，就能改善身體的疾病呢？關鍵在於神奇的彩虹植化素。**雖然我們吃的食物也含有多種營養素，但只有植化素能救命**，因此，每天喝含有彩虹植化素的穀漿和蔬果精力湯，就可抗病又抗癌。曾有位簡先生因肺癌末期，又聽說喝胡蘿蔔汁很好，結果喝了一個月不但沒改善，體力反而更虛弱。後來我建議他使用三匹馬力的調理機打三寶胡蘿蔔汁，並搭配適合自己的種子穀漿，兩週後病情就好很多，還可出去運動，這都是因為攝取了能救命的彩虹植化素。

以穀漿來說，是用我們熟知的五穀雜糧打成的健康飲品，這些種子除了含有豐富的維生素與礦物質外，不飽和脂肪酸與植物纖維的含量也非常高，更含有豐富的植化素，是任何人都適合喝的救命飲品。

每天喝穀漿可以幫助身體代謝老廢雜質與毒素，並維持骨頭與肌肉強度，除了有助紓壓，更能維持一天的活力。現代人的文明病，包括三高或肥胖等問題，都是源於身體的代謝出狀況，透過穀漿加強代謝功能，就能達到預防和改善效果。

▼植化素營養成分高，還能抗病防癌

由此可知，五穀和蔬果中都含有植化素，即植物性化學物質。不過，植化素到底是什麼呢？在回答這個問題之前，我想先跟大家分享一個自然界的有趣觀察。

人類碰到危險會逃跑，其他動物也是，但是植物怎麼辦呢？在跑不了的情況下，該如何自我保護？**答案就是利用「植化素」中的苦味、甜味、辣味等特殊氣味和成分，發揮保護作用，以抵禦外來的攻擊**，讓其他動物不敢靠近或覓食，是造物者送給植物的防禦武器。不僅如此，當我們讚嘆植物能夠耐受酷熱嚴寒，並展現旺盛生命力的同時，別忘了植化素正是幕後大功臣，提供植物抵禦外在惡劣環境的必要能量。

植化素是一種天然化合物質，人體本身無法製造但又不可或缺，這些原本只存在於植物裡面的特殊成分，陸續被發現對人體也有療效，對於體內各器官都具有一定程度的作用，**包括抗病排毒、增加自癒力、抗氧化、增強免疫力、增加身體解毒酵素的活性等，甚至有抑制癌血管新生的功能，被喻為「二十一世紀最神奇的營養巨星」**。

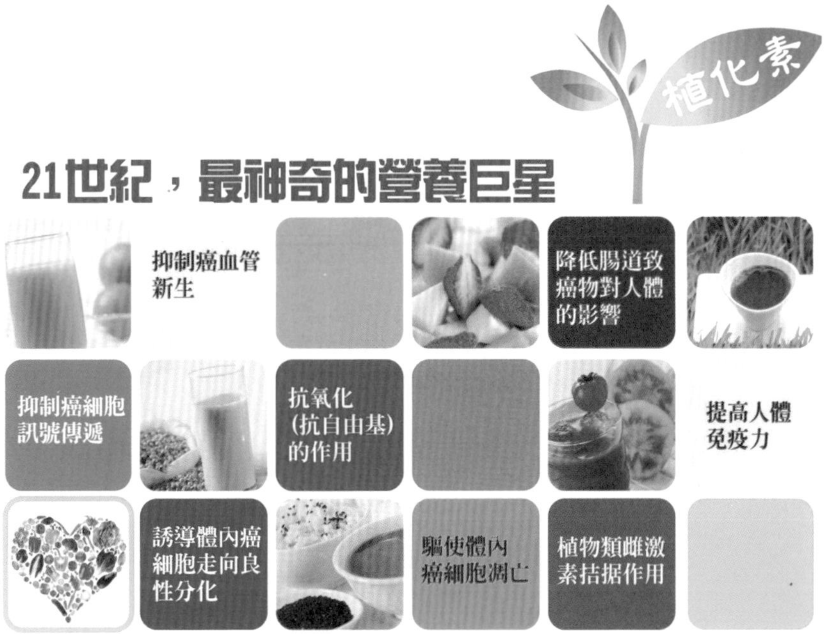
植化素
21世紀，最神奇的營養巨星
抑制癌血管新生
降低腸道致癌物對人體的影響
抑制癌細胞訊號傳遞
抗氧化（抗自由基）的作用
提高人體免疫力
誘導體內癌細胞走向良性分化
驅使體內癌細胞凋亡
植物類雌激素拮据作用

▲ 植化素有8大作用，能抑制癌細胞的形成。

各種蔬果都含有不同的植化素，目前被發現的已有四千多種，像大豆中的異黃酮素、番茄中的茄紅素、大蒜中的大蒜素、綠茶中的兒茶素及藍莓中的花青素等，皆屬於植物生化素的一種。**這些植化素多藏於蔬果皮、蔬果渣和果籽內**，但是人們常習慣把這些果皮和果籽丟棄，以一般人常吃的蘋果、葡萄來說，我們通常只吃果肉，把果皮去除，難怪再怎麼吃也吃不到營養的植化素。

不過，只要直接連皮連籽把蔬果吃下肚，就能攝取到植化素了嗎？當然不是，因為人體的咀嚼功能還無法完全把蔬果纖維中的細胞壁擊碎，因此，**必須透過三匹馬力的營養調理機，才能擊碎這些堅固的細胞壁，把蔬果中超過九十%的植化素都釋放出來**，如此一來，就能完整吃進植化素的營養成分。

▼每天吃五色蔬果，打造不生病的身體

一九七一年時，美國總統尼克森簽署征服癌症法案，結果五年後，癌症死亡人數不減反增。到了一九九一年，美國政府開始鼓勵民眾天天吃五份新鮮的蔬菜水果，五年後，癌症發生率首度下降〇．五%，死亡率下降了〇．七%，可見「天天五蔬果」對身體的重要性。

我常說：「只有生命可以滋養生命；也只有生命可以捍衛保護生命！」幾十年前，我們還不懂得如何攝取植化素，只單吃蔬果就有很好的抗病效果，如今科學進步，只要善用三匹馬力的調理機，就能吃到蔬果中的菁華——「救命植化素」，達到抗病及抗癌效果。

蔬果含植化素，有效抗老化，預防癌症

顏色	代表蔬果	功效
紅色	紅番茄、甜菜根、紅辣椒、紅彩椒、櫻桃、西瓜、蔓越莓、草莓	含茄紅素、辣椒素等，能增加身體的抗氧化作用，已有研究發現，**這類營養素甚至能殺死肺癌、胰臟癌的腫瘤細胞。**
黃色	胡蘿蔔、南瓜、地瓜、甜玉米、檸檬、柑橘	含胡蘿蔔素、類生物黃鹼素等，有抗氧化、抗衰老作用，並能健腦、**保護心血管和延緩老化。**
綠色	明日葉、菠菜、青江菜、A菜、小白菜、綠花椰菜、高麗菜、小麥草、大麥草	含葉綠素，具有淨血功能，能將體內殘餘的農藥與重金屬分解，並排出體外，**促進造血功能。**
紫色	海帶芽、葡萄、藍莓、紫高麗菜、桑椹、茄子、紫山藥	含花青素及大量多酚類，能抗氧化及清除自由基，**並預防高血壓，保護動脈血管。**
白色	白木耳、山藥、洋蔥、青蔥、大蒜、白蘿蔔、白花椰菜、馬鈴薯、菌菇類、竹筍	含有大量硫化物，有助於維護心臟健康、降低膽固醇，並排出體內有害物質和**提高免疫力，降低罹癌風險。**

3 每天喝穀漿及蔬果精力湯，輕鬆喝出抗癌力

了解穀漿及蔬果精力湯的營養價值，及能帶給我們身體的幫助後，相信大家會開始好奇，一天到底要喝多少才足夠呢？一般來說，想養生保健的人，只要每天喝兩杯，分別是三百西西的穀漿及三百西西的蔬果精力湯，就能達到抗病及抗癌作用。當然，若能多喝更好，以小朋友來說，從開始吃副食品時就可以喝，至於已生病或患有癌症、正在進行化療的人，更需要多喝穀漿及蔬果精力湯。

若是已生病的人，每天至少要喝兩杯穀漿及兩杯蔬果精力湯，癌症患者或在接受化療的人，更要加強蔬果精力湯及穀漿的飲用量。大家可能會好奇，這是為什麼呢？因為接受化療時，酵素及唾液都會被化療所破壞，病人常常吃不下飯，即使吃完也是馬上又吐出來，使身體缺乏對抗癌細胞所需的營養。

因此，在化療期間，每天喝三～四杯蔬果精力湯及兩杯穀漿（可分次喝），大量攝取這兩種飲品，就能增加對抗癌細胞所需的營養和體力，並提升免疫力。

▼穀漿及精力湯能補充體力，幫助對抗疾病

此外，得到癌症就等於是癌細胞已經勝過身體的免疫系統，當癌細胞數量越來越多時，力量也會越來越大，此時就需要更有力的力量來幫忙對抗，就像是電影中的打鬥畫面，輸家如果想得勝，就必須找更有力的武器或幫手來幫忙。而穀漿及蔬果精力湯正是最好的康復利器，能幫身體打勝仗。

曾經有位學生因為化療的副作用太強，導致嘴巴整個潰爛，無法進食，只能用鼻胃管灌食，且他的意識模糊，甚至整天昏睡，白血球數量也一直不斷在下降，連醫生都說可能要插管治療，情形非常不樂觀。因此我建議家屬，將我為他調理的蔬果精力湯及穀漿，採用鼻胃管的方式灌進他的體內，讓他吸收。結果，一週後他就出院了，可說是最好的健康奇蹟。

▼早上或晚上都可喝精力湯及穀漿，沒有限制

由於現代人的飲食都太精緻，且幾乎都是熟食，因此很缺乏酵素與纖維，當然也吃不到植化素。但是，植化素是人體無法製造的，所以，只要每天喝穀漿及蔬果精力

君君老師這樣說

依症狀選擇不同種子，讓穀漿功效發揮到最大值

有些人會問，每天都喝穀漿，感覺缺乏變化，其實一點都不會。以我自己來說，我經常會更換穀漿的食材，除了口味變化之外，更重要的是，我會視「身體狀況」挑選適合的種子，善用穀漿和蔬果精力湯促進健康。

如果不小心感冒，我就會在穀漿中加點杏仁和黑豆；換季時皮膚狀況多，就改喝山藥和糙薏仁打的薏仁漿；前晚如果應酬吃多了，隔天就選紅豆、燕麥配亞麻籽打成的穀漿，幫助消除小腹。大家可以參考第四章的食譜（見P103），依不同症狀選擇適合的穀漿，就算天天喝，口味也不會一樣喔！

湯，就能補充營養。至於什麼時候喝最適合呢？其實，早上或晚上都可以喝穀漿和蔬果精力湯，沒有時間上的限制。

不過，蔬果精力湯因內含酵素，不適合久放，建議現打現喝，穀漿則可先打好，帶在身上慢慢喝。這套方法是我多年來經過學生親證後，得出的最簡單、有效，且每天做得到的養生法。

▼精力湯要慢慢喝，幫助攝取完整營養

飲用精力湯時，我建議要一口一口慢慢喝，細細品嘗汁液的味

道，過程中還可強化我們的咀嚼肌，並刺激唾液分泌，一舉數得。特別是選擇在早上喝精力湯的人，慢慢喝不但可讓血糖數值平穩，也能讓剛起床的身體器官，特別是胰臟，有時間反應吸收。

如果沒有補充其他飲品，三餐又只吃米飯，以人體所需的營養來說，絕對不夠。雖然市面上也有販售現成的豆漿、蔬果汁等，但是考量到健康及安全，君君老師還是建議大家可以自己在家動手做。

本書中提供的食譜，是我獨家研發出的對症食療，使用的食材均為健康天然的好食物，每個人都可以依據個人口感和喜好的濃稠度，斟酌調整分量和克數，不用擔心會影響療效。

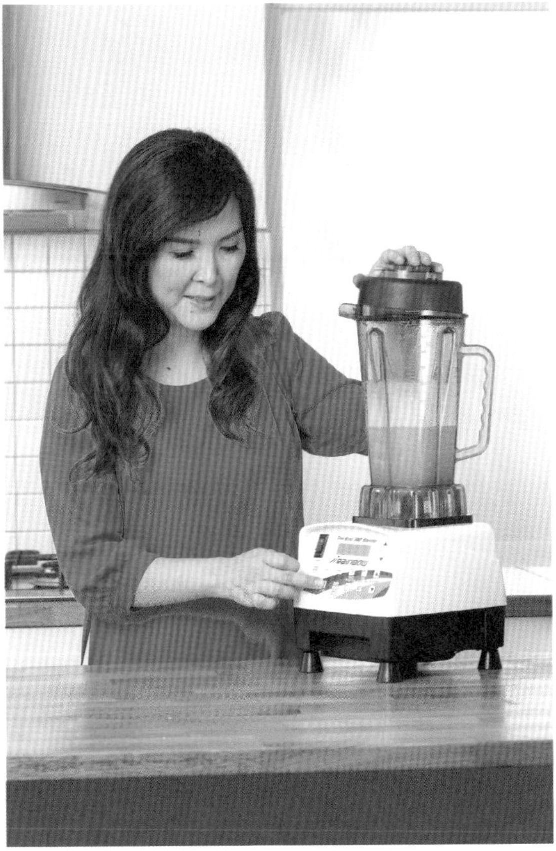

4 善用三馬力調理機，完整吃進植化素

很多觀眾和學生會問我：「老師，打蔬果精力湯和穀漿時，可以用傳統的果汁機嗎？」其實，想喝蔬果精力湯時，用一般的傳統果汁機打汁也可以，但是，若想更健康且完整攝取到救命的植化素，就需要更專業的工具幫忙。

▼使用轉速高的調理機，五分鐘就能完成穀漿

我在前文提到，一天需攝取超過六十二．五%的五穀雜糧才足夠，該怎麼做才能讓身體有效的完整吸收呢？考量到準備時間和飲用的便利性，我選擇的工具必須是**「短時間內可以讓五穀雜糧從生到熟成，甚至是滾燙的狀態，才能節省浸泡和煮沸的時間，並讓營養素得以完整保存」**。

我所使用的調理機除了能打蔬果精力湯外，也能直接打穀漿，只要把生的五穀雜

糧，如黃豆、紅豆等食材及熱水瓶中的熱水放進調理機內，按下開關即可由生到熟，省去浸泡煮熟的步驟，全程只要五分鐘。

為什麼能這麼快速呢？**因為這台機器一分鐘可轉三萬八千次，類似「摩擦生熱」的概念**，在兩分鐘時會轉成熱能，到五分鐘時，就可變熟，直接飲用。由此可見，「高轉速」能節省調理時間，進而保留食物的營養成分。

所以說，**如果家中的調理機轉速不夠，千萬不能直接用生的五穀雜糧打穀漿**，必須先將食材浸泡及煮熟後再打，除了避免機器損壞，也能防止因錯誤的調理方式而吃壞肚子。

君君老師這樣說

黃豆為什麼不能先浸泡？普林含量是關鍵

市售的調理機大同小異，但是透過工具能攝取到多少植化素也是重點，更重要的是，要考量到每一種食物的特性。我之所以選擇不用先蒸熟或浸泡五穀雜糧就能打穀漿的調理機，「方便」只是其中一個原因，最大的關鍵在於，我深知有些食物如果使用錯誤的方式調理，就會對身體有害。

以黃豆來說，如果不先浸泡或蒸熟，無法打成豆漿，但是，**黃豆加水浸泡後會改變其分子結構，讓內含的普林值增加，喝多容易尿酸過高**，這也是為什麼豆漿喝太多易誘發痛風的原因。因此，選擇一台好的工具，才能真正的吃進營養，讓身體更健康。

▼三匹馬力的調理機，能完整萃取蔬果的植化素

除了高轉速外，「馬力」也是選擇調理機時，很重要的功能之一。很多高纖維的蔬果含有大量植化素，但身體很難在短時間內完全消化吸收，更別說是營養成分豐富的果皮或果籽了，牙齒根本咬不動，如果勉強使用馬力不足的調理機，便無法將其完全擊碎，只能丟掉捨棄不用，真的很可惜。

因此，使用三匹馬力的營養調理機，就可以在十～三十秒的短時間內，將蔬果連同果皮和籽一起打成汁，還能把蔬果中的植化素大量釋放出來，約能釋放出九十％，是不是很驚人呢？

不過，我也常聽到很多人擔心高速運轉的營養調理機會「破壞蔬果內含的酵素」，其實並不會，因為蔬果精力湯只需打十～三十秒即可完成，溫度約在二十六度，**而酵素一般來說，超過五十度以上才可能被破壞或是弱化**。至於五穀雜糧原本就適合在高溫烹煮後食用，就更不需擔心了。

除了穀漿外，偶爾也會想打濃湯來喝，但濃湯中常會用到的食材，像是南瓜，也可以直接打，不用先煮熟嗎？答案是「當然可以」，直接將生南瓜及熱水瓶中的熱水放進調理機內，也是打五分鐘就能喝，是不是很方便呢？這都要歸功於選對工具。

喝出健康的好幫手——智慧型營養調理機

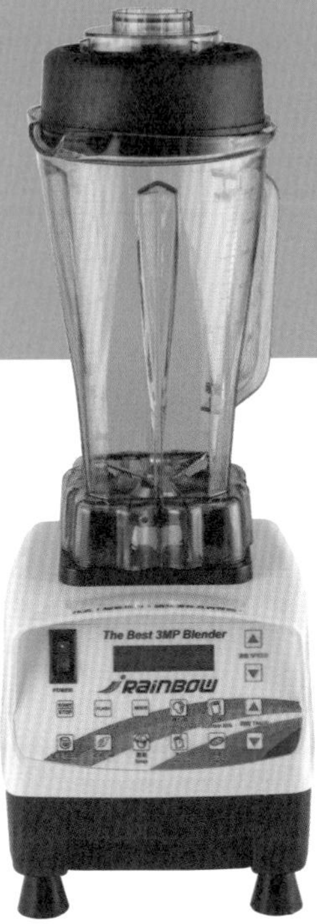

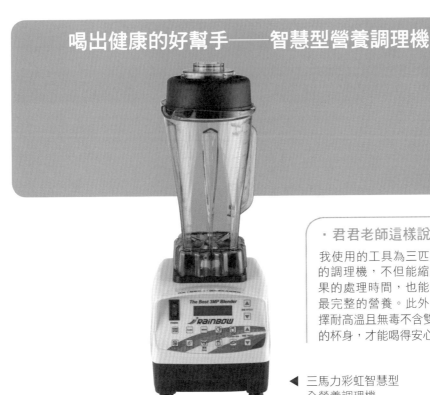

・君君老師這樣說

我使用的工具為三匹馬力的調理機，不但能縮短蔬果的處理時間，也能萃取最完整的營養。此外，選擇耐高溫且無毒不含雙酚A的杯身，才能喝得安心。

◀ 三馬力彩虹智慧型全營養調理機

如何挑選一台好的調理機？

好的調理機除了讓我們事半功倍，還能吃進營養最大值，建議挑選有下列功能的機器，才能完整吃進蔬果的營養。

❶馬力足（三匹馬力）。

❷可萃取到完整的植化素。

❸杯身材質無毒，能耐高溫。

❹生米、五穀雜糧可直接打成熱穀漿。

❺智慧型按鍵，操作簡便不複雜。

傳統果汁機及調理機的比較

機器種類	傳統果汁機	2匹馬力	3匹馬力
植化素萃取比例	0%	40%	90%
五穀雜糧處理方式	需浸泡或蒸熟才能打成穀漿或濃湯	需浸泡或蒸熟才能打成穀漿或濃湯	生的可直接打，不需浸泡或蒸熟

▼三匹馬力及高轉速，吃進食物的全營養

要再次提醒大家，若使用的調理機馬力及轉速不足，打穀漿、豆漿或濃湯時，千萬不能貿然將生的食材丟入，必須先將食材浸泡或煮熟後再打汁，事前準備時間也需拉長。如果使用的是跟我一樣的全自動化機器，只要將食材丟入並依飲品種類按下對應的按鍵，就可以打汁，事前不需特別準備。

工欲善其事，必先利其器，所以我常笑說：「不是我賢慧，而是選對了機器。」確實，選擇一台好的調理機真的可以省下許多寶貴的時間，讓養生更便利，更重要的是，能吃進救命的彩虹植化素，讓身體更健康。

5 想喝得更健康，一定要認識三寶粉

談到用蔬果及五穀雜糧養生時，我常常對觀眾和學生們強調的九字箴言就是：**「簡單、有效、每天做得到！」**唯有達到這個原則，才可能長久、持續的做下去。

很多人雖然知道蔬果精力湯和穀漿的好處，但只要想到必須準備很多材料，就開始卻步或只維持了一陣子就放棄。這也是我為什麼選擇使用「三寶粉」的最大原因，因為它的基礎營養非常充分，可以省去許多備料的時間和難處。

三寶粉是什麼呢？**就是由大豆卵磷脂、啤酒酵母與小麥胚芽組合而成的營養品**，各具備不同的營養成分和功效，單獨食用可以發揮功效，加在一起的效果則更好。這三種食材都很容易被身體充分吸收，適合各個年齡層的人。特別是食量不大或食慾較差的老人和小孩，以及重症患者。**只要在要打的飲品中添加少許三寶粉，就能達到最好的效益**。不論是任何飲品、粥或涼拌菜等等，都可以適量加入，不但不會影響風味，還能補足營養，非常方便。

提高食物營養價值的「黃金三寶粉」

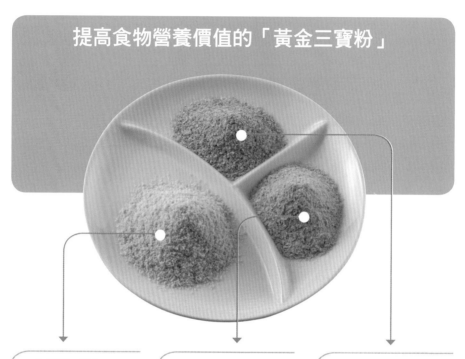

・大豆卵磷脂

❶被譽為「血管的清道夫」，含豐富的膽鹼磷脂、肌醇磷脂、腦磷脂和亞麻仁油酸，能預防脂肪肝、動脈硬化、高血壓和心臟病，還能促進細胞膜吸收營養和排除毒素，增加免疫力和抵抗力。患有胰臟及腎臟病或糖尿病患者，長期吃可獲得良好療效。

❷能幫忙分解排除皮下脂肪，讓肌膚和毛髮維持亮麗光澤，愛美怕胖的人可多補充。

・啤酒酵母

❶富含維生素 B 群，及素食者容易缺乏的 B1、B2及 B12，其他像是胺基酸、蛋白質也很豐富，可讓消化不良的小孩與年長者，獲得優質的蛋白質。

❷含有機鉻及有機硒，對於控制血糖、促進醣類代謝有幫助；並能抗氧化，增強免疫力，特別適合進行化療或放療的癌症患者。

❸孕婦特別需要補充的「葉酸」，也能在啤酒酵母中得到。

・小麥胚芽

❶萃取自小麥胚芽菁華，含豐富的維生素E與二十八烷醇。前者是脂溶性抗氧化維生素，可活化細胞、減緩老化，與一般保養品的功能相似，有「吃的保養品」美稱，還能促進血液循環、預防中風、減少心血管疾病。

❷二十八烷醇可改善體力、增加耐力、減緩運動後的肌肉痠痛。建議素食者、油脂攝取過多者、年長者、易疲勞者、耐力不足者及運動員等，可多攝取小麥胚芽粉。

6 不加糖也好喝！用水果或堅果取代砂糖

很多人怕蔬果精力湯的菜味，專挑甜度高的水果打汁，雖然一樣能補充維生素和纖維質，卻也容易吃進過多糖分，對身體造成負擔。

因此，如果你是剛開始飲用蔬果精力湯且很怕菜味的人，可依自身適應程度，慢慢調整蔬菜和水果的比例，或挑選適合的水果來平衡菜味。**像「鳳梨」和「蘋果」就是最萬用的搭檔，不管搭配任何一種蔬果精力湯，都能增加宜人的口感**，非常好用。唯一的缺點是，甜度略高，還是要適量使用。

此外，甜度較低的莓果類，如藍莓、蔓越莓，或酸酸甜甜的奇異果，也是很適合用來增加甜味的水果。除了挑選適合的水果來增加甜味外，我也常建議大家，不妨在蔬果精力湯中加入一些綜合堅果，既能增加口感又能補充營養。

▼選擇低溫烘焙的種子，吃多也不會燥熱

不過，也常有人會問我：「老師，這些種子吃多了，難道不會燥熱嗎？」其實種子本身並不會燥熱，大家之所以會覺得很燥熱，是因為人們常把杏仁、腰果、核桃等當成零嘴來吃，偏偏這些堅果點心常採用高溫油炸的加工方式製作，營養成分早被破壞殆盡，特別是原本有益身體健康的不飽和脂肪，在高溫過程中都已被破壞，雖然滿足了口腹之欲，卻多是吃進壞的油脂，當然有害健康。

因此，**一定要選擇「低溫烘焙」的種子，才適合加入穀漿或蔬果精力湯中**，且不需擔心吃多會上火。更何況，這些種子內含的優質油脂，如亞麻油酸、Omega脂肪酸等，還能幫助代謝體內的壞油脂，一舉數得。

我在電視節目或課堂上示範打蔬果精力湯或穀漿時，除了三寶粉外，綜合堅果也是我很喜歡的法寶，這兩種食材不但可以增加口感，又能補充豐富的營養素，且方便好準備，能為忙碌的現代人省去許多準備食材的時間。

君君老師這樣說

養生首重「水」，好水質才有好身體

在製作精力湯或穀漿時，除了挑選好食材，最重要的就是要有「好水」。人體七十%是水，可見「水」在身體內所佔的重要性，**擁有好水質，等於替健康打下穩固基礎。**不過，到底什麼才算是「好水」呢？根據專家的研究，好水應該要包括下列五大條件：

好水

❶零汙染、無任何重金屬及化學藥劑殘留。

❷含豐富礦物質及微量元素。

❸擁有小水分子團。

❹含有豐富氧氣。

❺滲透性及溶解力強。

由於目前台灣的自來水還未達可直接生飲的標準，因此，許多人會在家中安裝淨水器，以便喝到安全的好水。我建議大家不妨根據上述的條件，選擇適合自己的淨水器，選購時，**要確認是否附有完整的水質檢驗報告，及符合國際飲用水標準**，才能喝得安心。

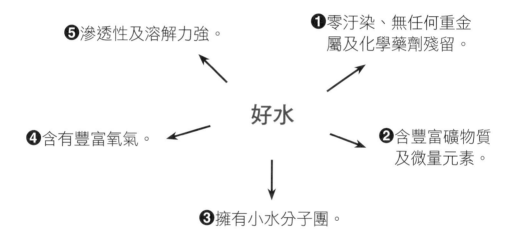

這樣做更安心！製作蔬果精力湯及穀漿的5大重點

Point1

未必要用有機食材，用心挑選最重要

一定要選擇非基因改造的種子，及來源安全的蔬果。至於是否一定要選擇「有機蔬果」，我通常會建議，**如果已經生病，像癌症患者，就必須盡可能挑選有機蔬果**，主要是考量癌症病人的體內環境和免疫力較差，代謝能力也比較弱，對於蔬果中可能存在的有毒或有害物質（如細菌、蟲卵等）缺乏抵抗力，吃進身體易累積在體內造成傷害。至於一般或亞健康的民眾，可依據經濟能力和消費習慣做選擇，只要記得買回蔬果後，仔細清洗即可。

Point2

食材清洗乾淨，才能吃得安心

如果購買的是一般市售蔬果，可能會有農藥殘留及蟲卵細菌的滋生問題，甚至是打蠟或噴灑防腐劑等，這時可使用蔬果清潔劑清洗。不過，若擔心清潔劑的化學成分，可選擇萃取自椰子、蘆薈、橘皮等純天然成分的清潔劑，對人體無害，又能去油漬和殺菌。或可選擇有臭氧功能的蔬果解毒機，因為臭氧的殺菌力很強，可在短時間內消滅大腸桿菌等細菌，還可脫臭除腥味，分解蔬果中的農藥。**我個人即使選用有機蔬果，也會用有臭氧功能的蔬果解毒機幫蔬果淨化 3 分鐘，避免有蟲卵細菌殘留。**

Point3

用保鮮盒分裝保存，要打汁時再取用

葉菜類不需先清洗，直接用保鮮盒或報紙包裝後分批冷藏；根莖類則是先清洗乾淨，放乾後再放進保鮮盒冷藏。如果是有機蔬果，可不用削皮，保留外皮打汁。此外，**一定要記得「維持乾燥」，因為水分是讓蔬果腐爛的原因之一**。為了保留營養素，打汁前要盡量維持原狀，不要切塊分裝，避免果肉內的水分和營養流失。打蔬果精力湯時，可視分量需要，用多少就取（切）多少，剩下的繼續冷藏保存，盡量在一週內食用完畢。至於進口蔬果，如藍莓或蔓越莓等，原本就是低溫運輸而來，最好放進冷凍庫保存，要用時再取適量即可。

Point4

依食材類別，適時增加或減少打汁時間

若是馬力足夠的調理機，只需把全部食材一起放入，沒有放置順序的問題，並視個人口感，決定是否要加水。不過，若是傳統果汁機，則一定要加少許水，避免機器無法轉動。另外也建議，若已習慣蔬果精力湯的口感，打汁的時間可縮短，這樣能夠保留更多的蔬果纖維。但給嬰幼兒喝的飲品則除外，**因他們年紀太小無法消化吸收過多纖維，務必要完全打成汁才能喝。**

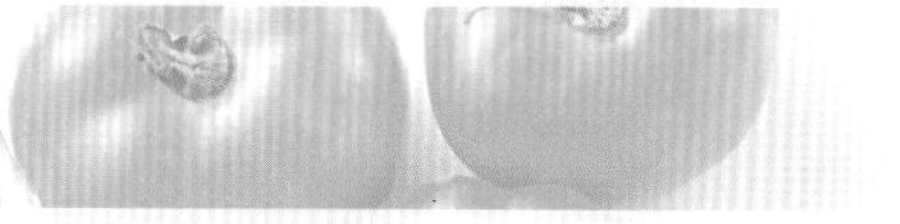

Point5

蔬果精力湯要趁新鮮喝；穀漿沒喝完可放冷藏保存

蔬果精力湯一定要趁新鮮喝，**盡量在 10 分鐘內喝完，避免氧化後，營養流失**，口感也會變差。至於穀漿或木耳露則較無限制，若無法馬上喝完，亦可放冷藏至隔天，要喝時再加熱或直接當冷飲喝皆可。不過，從養生角度來看，還是要盡量避免冰冷的食物，對身體較好，特別是女性更要小心。

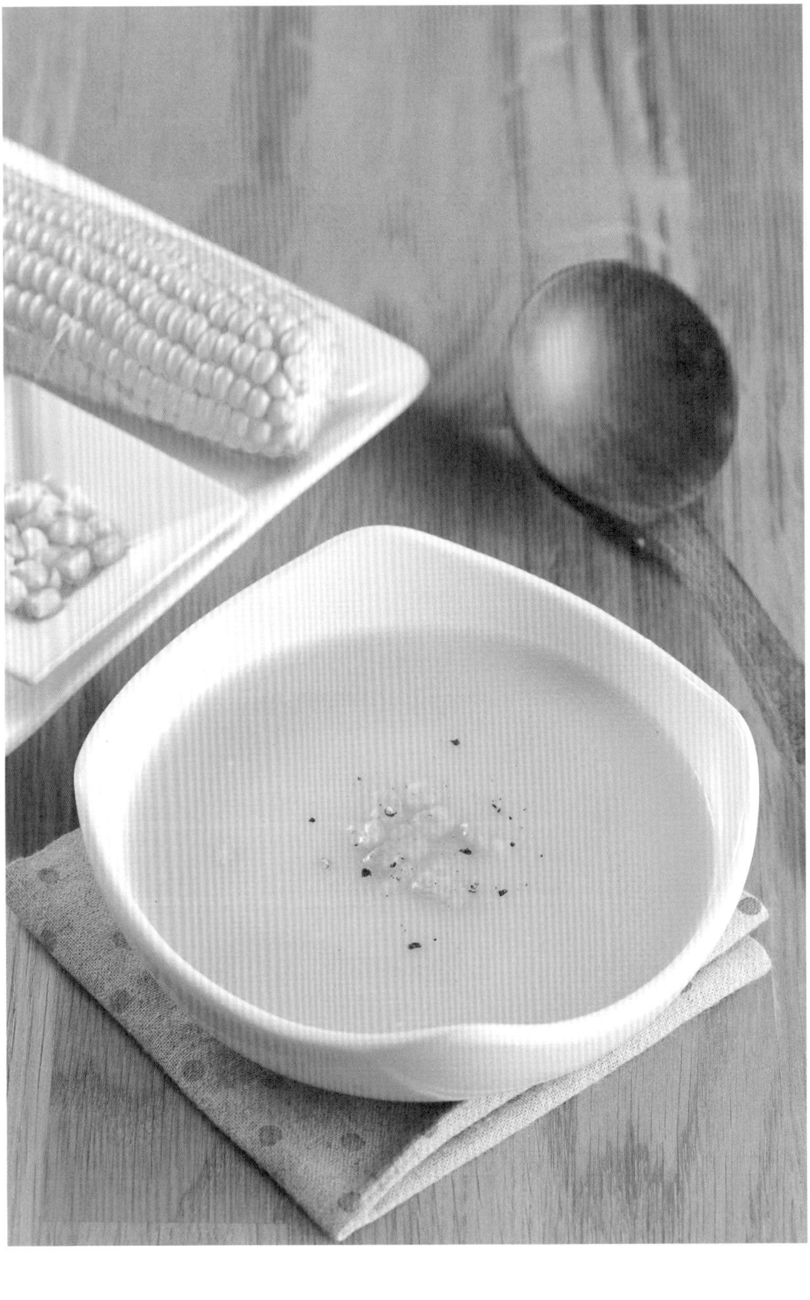

Part 3

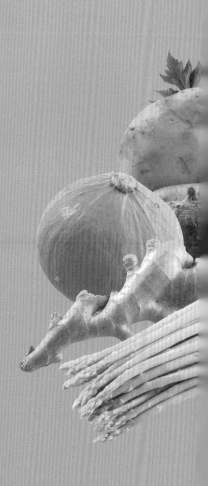

史上最強！植化素專家的10種救命好食材大公開

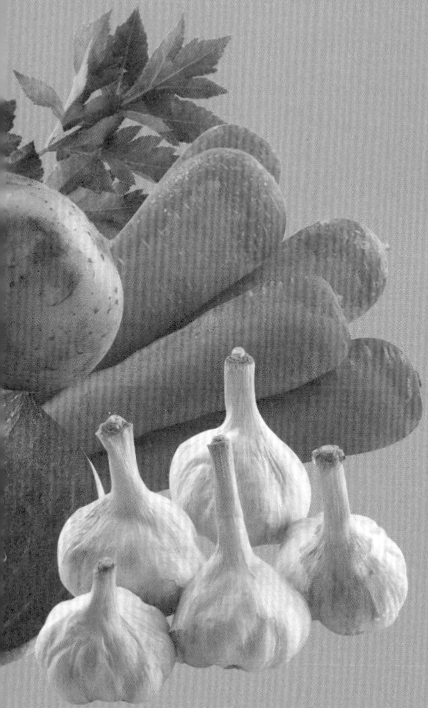

1 效果驚人！十種含植化素的救命好食材

在前面的內容中，我們已經知道植化素多半存於植物中，在果皮、果核及種子中可以找到，**只要完整的食用蔬果，並搭配使用三匹馬力的調理機，就能攝取到最多的植化素**。因此，在本章中，我將為大家介紹十種含植化素的救命好食材。

這些食物平常都很常見，但很多人並不了解該如何吃，才能吃進最大的營養值。以大蒜來說，幾乎都是被當作爆香或提味的食材使用，鮮少人知道其實大蒜含有「大蒜素」，能預防血管硬化，甚至有抗癌作用。另外像是胡蘿蔔，含有高達四百九十多種的植化素，其中，β-胡蘿蔔素可加強免疫力，防止DNA異變，進而減少罹癌機率。可惜的是，很多人常因為胡蘿蔔的特殊氣味及擔心皮膚變黃，而不敢或不願意吃，其實，只要用對調理方式，就可以消除胡蘿蔔的異味，皮膚也不會變黃。

此外，每種食物我都有提供一道對症的食譜，患有疾病者可藉由此道食療改善症狀，無病者亦可多喝，達到養生保健的作用。

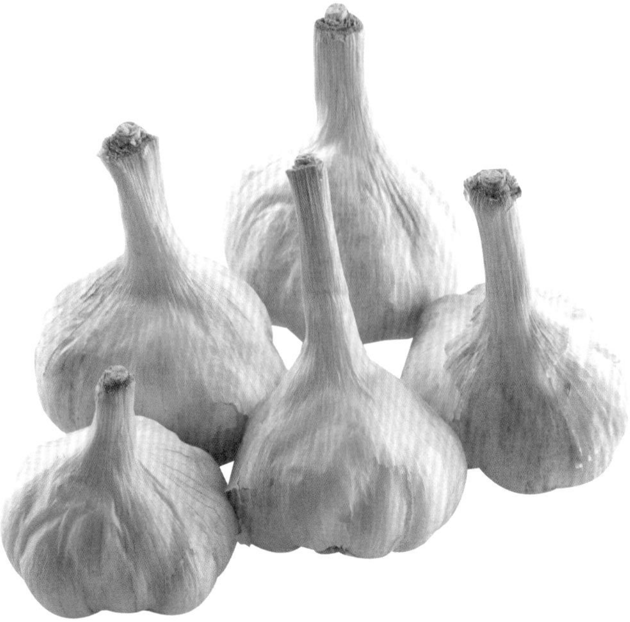

天然好食物❶

【大蒜】萬用好食材，更能抗癌

哪些人可多吃？

抵抗力差者

罹癌風險高者

糖尿病患者

不管是用來爆香還是加味，大蒜都是料理時不可或缺的萬用好夥伴。其實，大蒜的好處絕不只限用於餐點，在所有天然食物中，大蒜因含有豐富營養素，也是最有抗氧化作用的食物。亦含有硫化醣胺，能刺激巨噬細胞、T細胞，提升免疫力，對癌症

植化素專家這樣說

聰明吃大蒜，健康效果加倍

1. 大蒜含有硫丙烯、二烯丙基硫化物，可抑制致癌毒素的形成，而這些**致癌毒素多存於炒蛋、高溫燒烤的肉類中，只要與大蒜一起食用，就可降低致癌率。**
2. 大蒜內含硫化丙烯，有強烈殺菌效果，亦可解毒保健，降低汞、氰化物、亞硝酸鹽等有害物的毒性，**常吃加工食品的人可多吃，具有一定的解毒作用。**

有很大的幫助。此外，內含的營養素「硒」，可促進胰島素的合成，並緩解糖尿病患者的病情，也具有抗氧化及抗癌的效果。

一般人常用香腸配蒜頭，就是因為烤香腸多含致癌物質「亞硝酸胺」，但只要**把蒜頭撥開，放置十五分鐘後再和香腸一起食用，內含的硒就能發揮抑制作用。**

此外，大蒜中的「大蒜素」，不僅有殺菌、保健效果，還能降低膽固醇的合成，也能降低血小板的黏度，防止血小板黏到血管壁上，造成動脈硬化，是保護心臟的好食物。

建議大家**一天最多吃十公克的蒜頭，也就是約兩顆**，對身體最好。

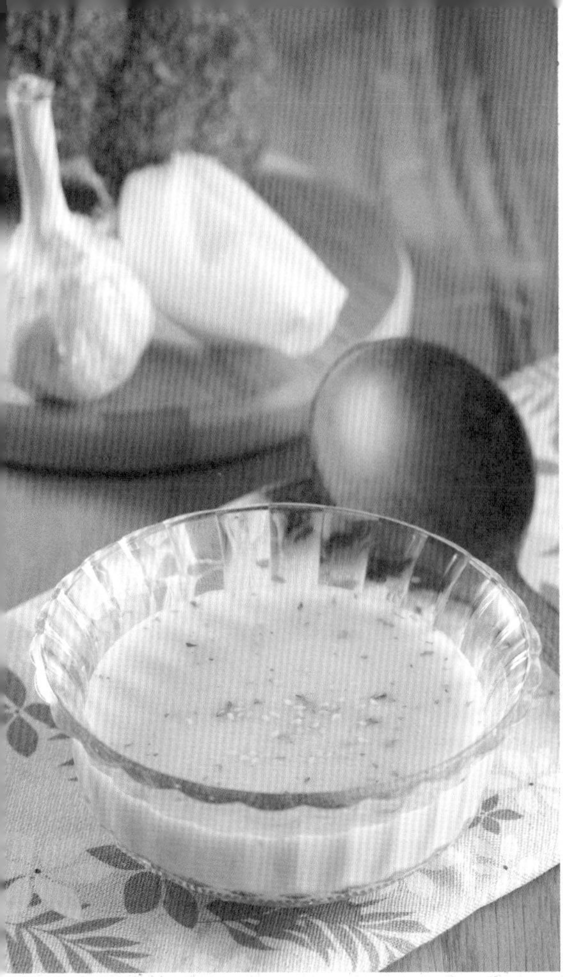

小叮嚀

❶ 建議可用調理機攪拌大蒜，取代用菜刀拍打的傳統作法，除了省時省力，也能讓內含的全營養更容易被身體吸收。

❷ 不敢吃大蒜的人，**可改用蒜汁代替**，亦能保留香味和營養。

【大蒜青花椰濃湯】

材料（2碗）：

大蒜10g、青花椰菜30g、燕麥30g、糙米30g、白芝麻30g、黃金三寶粉2匙、海鹽適量、熱水800cc

作法：

❶ 將所有生的材料（不需要浸泡）洗淨，和熱水放入營養調理機杯內，蓋緊蓋子。

❷ 按下濃湯鍵，再按START鍵即可。

天然好食物❷

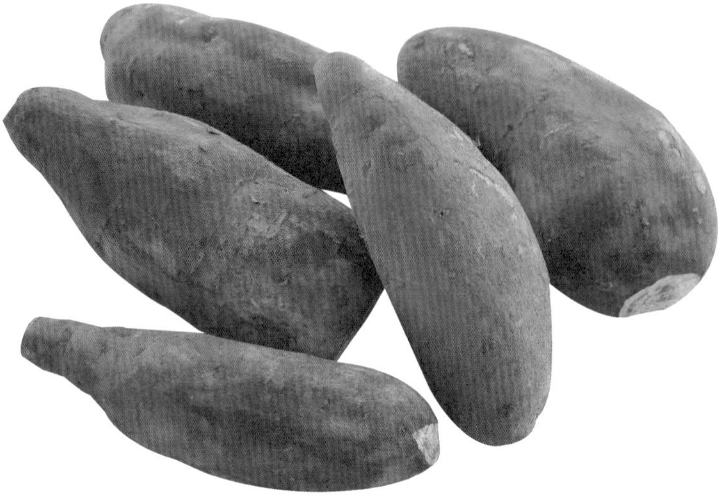

【地瓜】

營養成分高，更是排毒聖品

哪些人可多吃？

- 內臟脂肪囤積者
- 易消化不良者
- 孕婦
- 常便秘者

地瓜在古早時代可說是家家戶戶必備的食物，因為當時物資缺乏，具有飽足感又便宜的地瓜就成了最佳的營養攝取來源。

不過，隨著時代進步，地瓜珍貴的營養價值慢慢被發現，再加上價格便宜，近年來也開始流行用地瓜餐來

植化素專家這樣說

地瓜除了排毒，更有抗癌作用

地瓜同時具有減重、排毒及防癌等多重功能，再加上維生素C含量豐富，能增強腸道免疫力，預防胃癌及食道癌。建議可當作主食或與飯一起烹煮吃，適量攝取，切勿本末倒置，只吃地瓜而不吃其他食物。

研究指出，**地瓜含綠原酸，連皮吃能幫助控制血糖，減緩糖尿病症狀。**不過，因地瓜內含的糖分較高，糖尿病患者一天最多不能吃超過100公克。

養生排毒，可說是家喻戶曉的「排毒聖品」。

不過，地瓜究竟有哪些營養價值呢？除了口感是甜的，卻屬於鹼性食物外，更含有大量纖維素，**能清腸通便，改善便秘，預防結腸直腸癌，還能中和體內的酸性物質，常大魚大肉或過勞的人很適合吃地瓜排毒。**

此外，地瓜更含有豐富的β-胡蘿蔔素、維生素C和葉酸，能預防癌症。膠原和多醣類物質更是地瓜所擁有的優質成分，能預防動脈血管硬化，幫助血管保持彈性，加速排除多餘的膽固醇，讓血管更清澈。

小叮嚀

❶ 地瓜加上優酪乳，能促進腸胃蠕動，有預防便秘的功效。

❷ 早上起床時，可先吃一碗優酪地瓜泥，喚醒腸胃功能，不但能排除宿便，更能清除體內毒素，減少身體負擔。

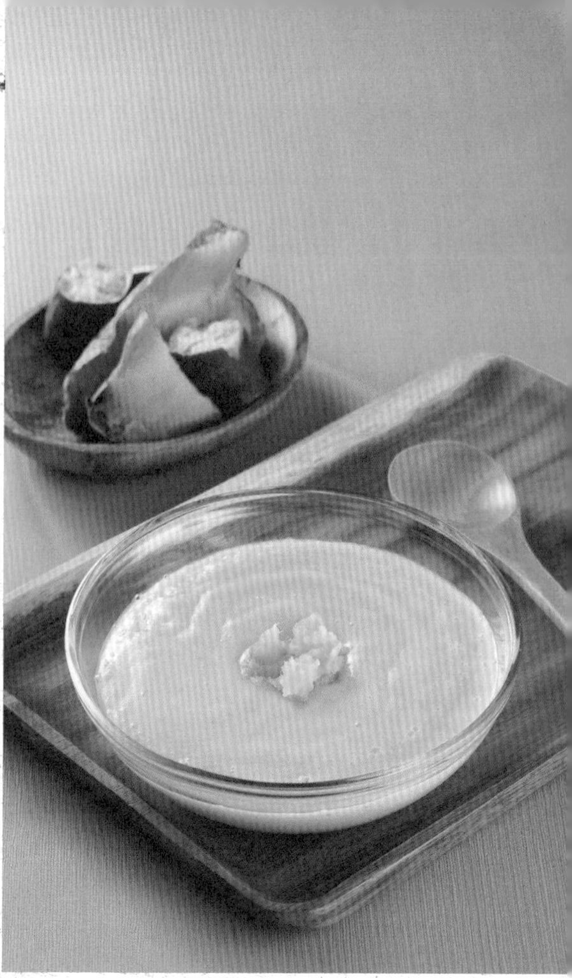

【優酪地瓜泥】

材料（2碗）：

熟地瓜2條、優酪乳100cc、綜合堅果適量、白芝麻適量、黃金三寶粉2匙

作法：

❶ 將所有生的材料（不需要浸泡）洗淨，和優酪乳放入營養調理機杯內，蓋緊蓋子。

❷ 按下精力湯鍵，再按START鍵即可。

天然好食物❸

【胡蘿蔔】植化素含量高，效果不輸人參

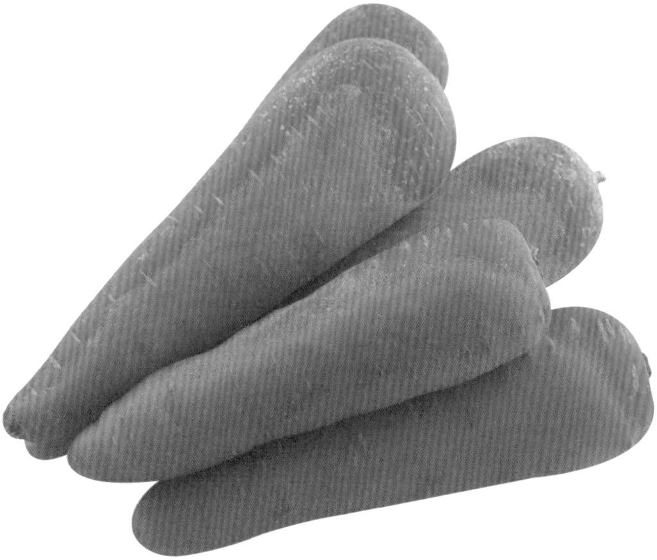

哪些人可多吃？

- 三高患者
- 貧血患者
- 肝指數過高者
- 免疫系統不佳者

胡蘿蔔別名「紅蘿蔔」，又叫「紅菜頭」，營養豐富，植化素的含量更高居蔬果之王，有多達四百九十多種。除了有降低血糖、血壓等顯著功效外，更因含有硫配醣體、纖維質及β-胡蘿蔔素，對心血管疾病、癌症有很好的幫助。

植化素專家這樣說

常喝胡蘿蔔汁，幫助抗癌

胡蘿蔔內的**β-**胡蘿蔔素可加強免疫力，幫助健康細胞成長，打擊自由基，防止**DNA**異變，減少罹癌機率，並防止脂肪氧化，降低壞膽固醇。但是，胡蘿蔔的特殊氣味常讓人害怕，不妨搭配蘋果打成蔬果精力湯，或做成濃湯等，就能去除味道。

另外，有些人擔心吃太多胡蘿蔔，皮膚會變黃，確實，部分體質特殊的人會出現這樣的狀況，不過，這是有解決方法的，**只要在料理時加入少許椰子油或綜合堅果**，將**β-**胡蘿蔔素轉化為維生素A，就能改善。

胡蘿蔔因價格平易近人，自古以來更有「窮人的人蔘」美名。

在胡蘿蔔所含的營養素中，以**β-**胡蘿蔔素和硫化醣胺最珍貴，前者可在體內轉換成維生素A，維持視力和保護皮膜健康，對於夜盲症、去痰、咳嗽及高血壓等有一定功效；後者則能加速細胞排毒、刺激膽汁分泌，有效降低肝指數，幫助受損的肝臟恢復正常功能。

此外，胡蘿蔔亦含有鈣、鉀、維生素B及C等多種營養素。我建議有高血壓、高血糖、高膽固醇、貧血、肝指數高或免疫系統失常的人，可常吃胡蘿蔔，調整身體機能。

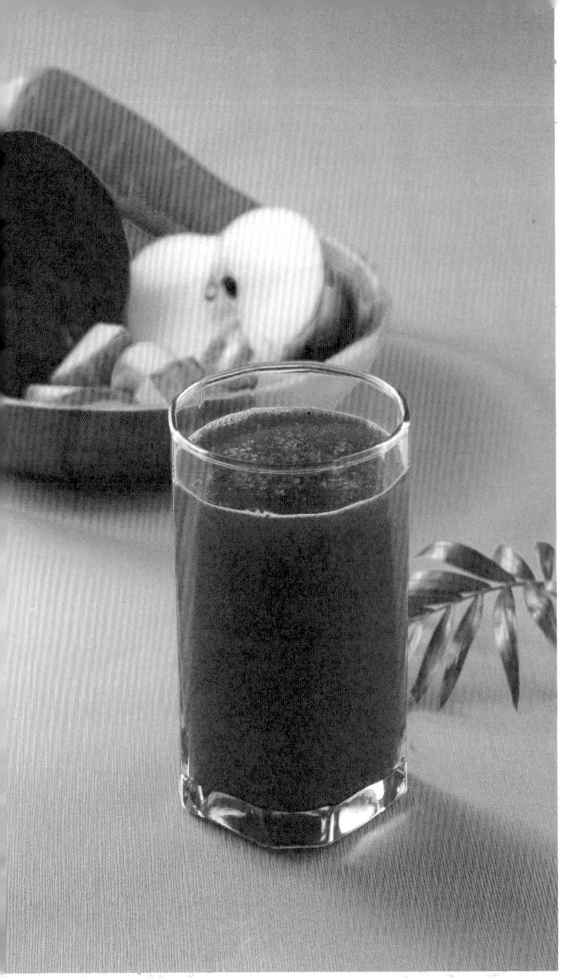

小叮嚀

製作時，可加入含亞麻油酸的三寶粉，維護心血管健康。也可以添加適量的綜合堅果，帶入植物性油脂，就能讓β-胡蘿蔔素轉化為維生素A，補充營養。

【胡蘿蔔蘋果汁】

材料（2杯）：

胡蘿蔔100g、蘋果200g、甜菜根50g、黃金三寶粉1匙、綜合堅果1匙、好水500cc

作法：

❶ 將所有材料洗淨，和好水放入營養調理機杯內，蓋緊蓋子。

❷ 按下精力湯鍵，再按START鍵即可。

天然好食物❹

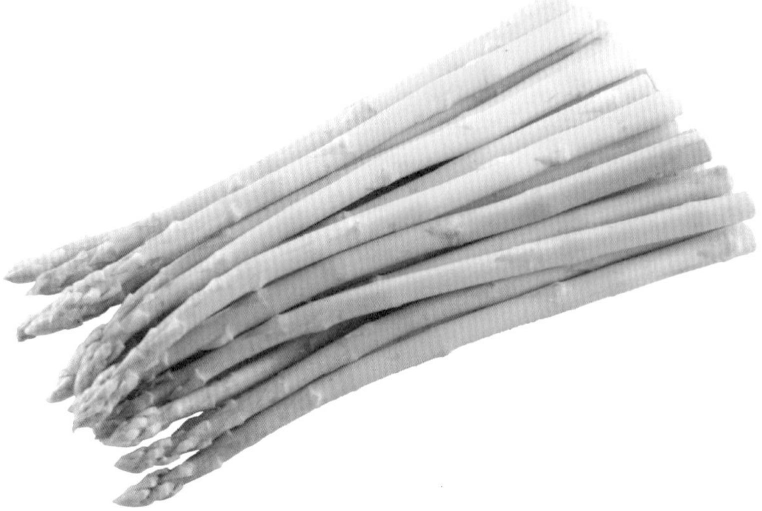

【蘆筍】

生津止渴，更能提升免疫力

哪些人可多吃？

- 免疫力差者
- 癌症患者
- 骨質疏鬆者

蘆筍因含有豐富的鐵、維他命A、C、維他命E及葉酸，具有很好的抗氧化作用。此外，其蛋白質含量亦很高，更囊括九種必需胺基酸，其中之一的「天門冬胺酸」，能提升體內的新陳代謝，增強免疫力，使細胞恢復正常狀態。

植化素專家這樣說

市售蘆筍汁含糖量高，動手做最健康

蘆筍內含的硫化醣胺可排毒，保持細胞的清潔，是最天然的抗癌食物。再加上含有大量水分，能促進排泄，解渴的效果非常好。此外，**內含的鉀亦能加速血液循環，有利於腎臟的作用及避免水腫，是非常消暑的飲品。**

但是，市售的蘆筍汁常含大量糖分，不宜多喝，建議盡量自行購買新鮮蘆筍再打成蔬果精力湯飲用最健康。不過，蘆筍因容易纖維化，買回來後要趁新鮮時料理，不可久放，也不要過度烹煮，避免維生素C流失或變黃。

很多人可能不知道，蘆筍也含有豐富的鈣質，可強健骨骼，預防骨質疏鬆。再加上也含有鐵質，能提高血液的含氧量，使氣色更好，容易疲勞的人不妨多吃。

平常我們常吃到的綠蘆筍含有葉綠素，具有造血功能，尖端更含豐富的維他命A和組織蛋白，能有效控制細胞異常生長，使細胞生長正常化。更因含有葉酸，能預防先天缺陷、子宮頸癌、結腸、直腸癌，並有預防心臟病的功效。

通常我會建議癌症患者可適量食用綠蘆筍，除了可減輕化療和放射治療的副作用外，還能讓白血球指數上升，達到抗癌效果。

小叮嚀

用蘆筍打蔬果精力湯時，**打汁時間不要太長，要盡量縮短**，避免因「高溫」破壞內含的葉酸。如果要使用蘆筍烹調入菜，盡量不要水煮，料理時間也不宜過長，以免營養流失。

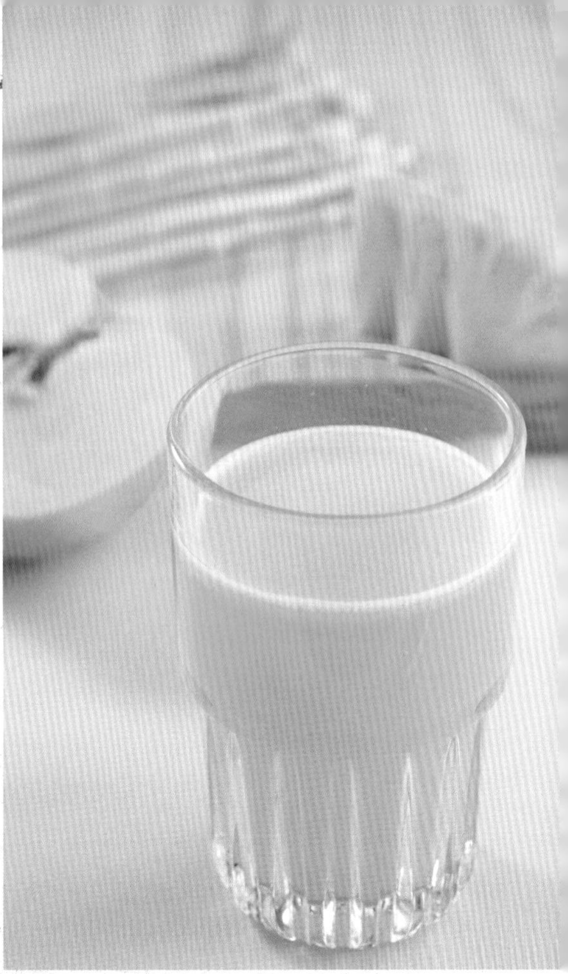

【蘆筍鳳梨汁】

材料（2杯）：

蘆筍60g、鳳梨150g、水梨100g、好水500cc

作法：

❶ 將所有材料洗淨，和好水放入營養調理機杯內，蓋緊蓋子。

❷ 按下精力湯鍵，再按START鍵即可。

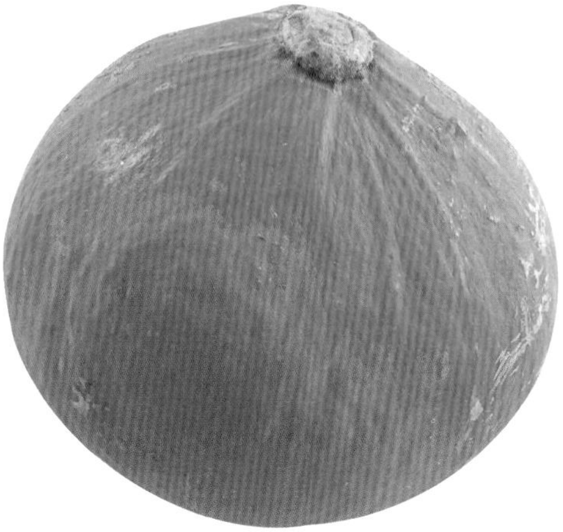

天然好食物❺

【南瓜】男女都要吃，保護泌尿系統

哪些人可多吃？

- 漏尿、頻尿者
- 糖尿病患者
- 中年男性
- 成長中的嬰幼童

南瓜因營養成分高，有「蔬果之王」美譽，更是抗癌蔬果，整顆都能食用是最大的特色，不只瓜肉，就連南瓜皮、南瓜籽等，都可以吃。內含豐富的維生素E，能讓腦下垂體的荷爾蒙分泌正常，幫助孩子成長；此外，內含的微量元素鈷及鎳，能增加

植化素專家這樣說

南瓜可改善漏尿及頻尿，女性更要多吃

除了男性可多吃南瓜外，女性亦更要常吃，為什麼呢？因為女性懷孕並經自然產或剖腹產後，易導致年老漏尿、頻尿。而南瓜籽內含豐富的鋅，**可改善漏尿及頻尿現象，同時提升膀胱的緊縮力，能幫助泌尿道系統的運作。**

不過，因為南瓜的澱粉含量較高，280公克（約1/5顆）就等於1碗飯（280大卡）的熱量，食用量上需謹慎。再加上南瓜籽雖有營養，油脂量卻不少，每天也不宜吃過量。特別是患有腳氣、黃疸或腸胃不好容易脹氣的人，盡量少吃。

體內胰島素的釋放，讓分泌量足夠，使葡萄糖能被正常利用，避免血糖上升。因為，一旦人體內的鉻和鎳不足，胰島素的活動即減少，分泌量就會不足。因此，南瓜對於糖尿病患者來說，是珍貴的「天賜良藥」。

一般人處理含有籽的蔬果時，常會把籽去掉，其實，籽的營養價值亦不少，以南瓜籽來說，已被證實能「保護攝護腺」。

男性朋友到了中年，若有夜尿、頻尿等症狀，或是想預防攝護腺肥大，不妨每天飲用一杯連皮現打的新鮮南瓜汁，就能維持攝護腺功能，讓體力更好。

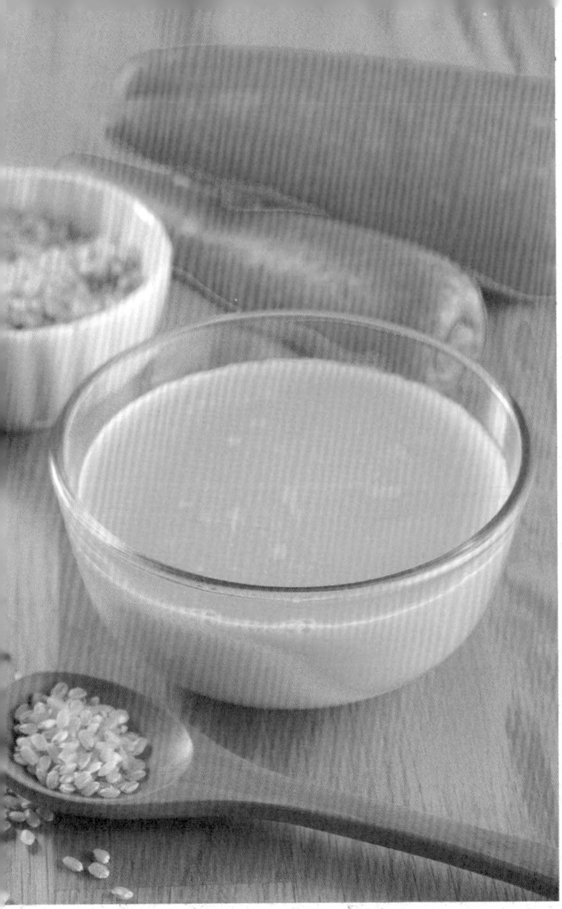

小叮嚀

南瓜全身是寶，包括皮、籽及肉均含豐富的植化素，如：β-胡蘿蔔素、黃體素酚、甘露醇、果膠等，能預防攝護腺腫大、便秘、骨質疏鬆、高血壓，對肝細胞再生和癌症有助益。

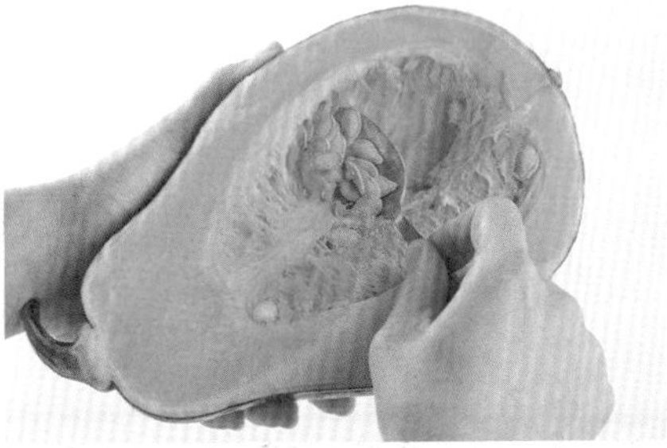

▲ 現挖南瓜籽的營養成分高，打汁或入菜都很合適。

【黃金南瓜濃湯】

材料（2碗）：

南瓜200g、胡蘿蔔50g、洋蔥10g、糙米30g、黃金三寶粉2匙、熱水800cc

作法：

❶ 將所有材料洗淨，與熱水放入營養調理機杯內，蓋緊蓋子。

❷ 按下濃湯鍵，再按START鍵即可。

天然好食物❻

【明日葉】含大量酵素，並能強化血管

哪些人可多吃？

- 血脂高者
- 肝指數高者
- 糖尿病患者
- 骨質疏鬆者

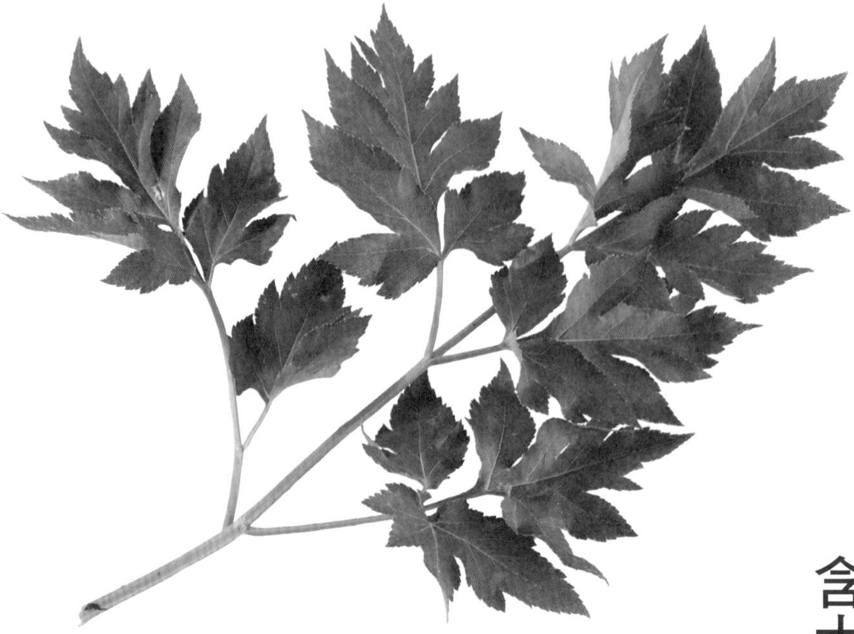

「明日葉」的名字來自於它頑強的生命力，因為就算今天摘下葉子，明天仍會長出新葉。直接摘取明日葉的嫩莖葉就能食用，也能當作烹調的材料。

此外，明日葉內含豐富的維他命、礦物質及鐵質，打成蔬果精力湯

植化素專家這樣說

明日葉含大量葉酸，懷孕婦女可多吃

一般植物所含的葉酸量都不多，但明日葉卻例外，其所含的葉酸量非常高，**每100公克有高達850微克的含量，幾乎僅次於啤酒酵母的含有量。**葉酸是非常好的營養素，有治療貧血、抗腫瘤，及預防高血壓、老年痴呆症等功效。

此外，葉酸對懷孕婦女來說更是不可或缺的營養素，一旦攝取不足，會導致胎兒病變，如神經管缺陷等。**我建議準媽媽們一天可攝取800微克的葉酸，一般成人則400微克即足夠。**

或是經過曬乾處理，製成明日葉茶等，都是很好的養生飲品。

明日葉非常特別，根、莖及葉皆可食用。**當我們切開明日葉的根時，會發現一直分泌黃色的乳汁，這是一種名為「鍺」的養生元素**，含有抑制體內酸性物質的成分，具提高免疫力、抗菌、抗癌及抗潰瘍等效果。除了鍺含量高外，明日葉也含有礦物質「錳」，能讓骨頭中的鈣質不流失。

在所有蔬果中，「明日葉汁」可說是最好的鹼性蔬果汁，內含的豐富酵素可淨化血液，**只要每天早上喝一杯，就能調整體質**，營養價值並不會輸給人參或靈芝。

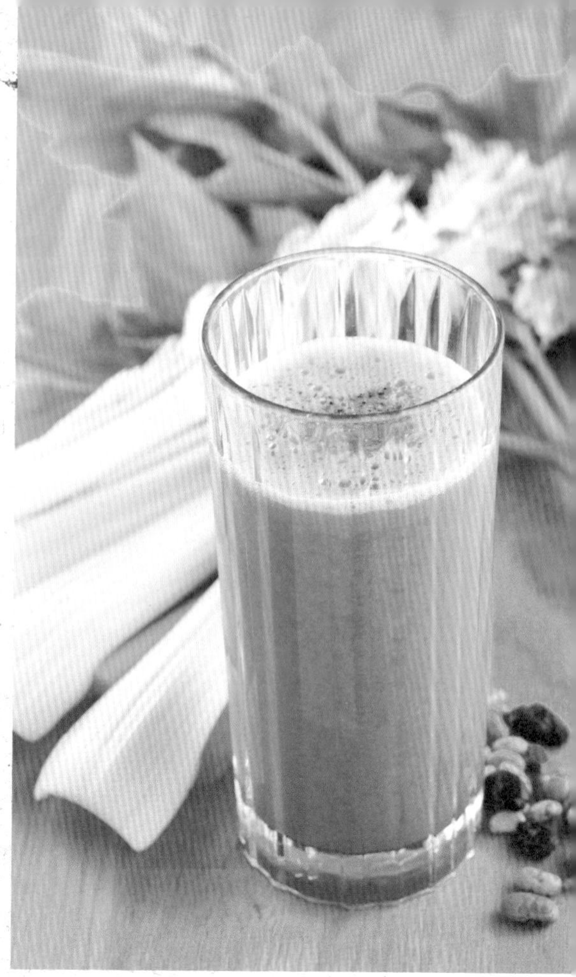

小叮嚀

❶ 明日葉含大量葉綠素，可調整腸胃、提升肝功能，並能淨化血液，預防癌症。因纖維較粗硬，若用調理機處理可更完整萃取植化素。

❷ 剛打好的明日葉汁表面會浮有一層泡泡，這時千萬不要為了講求口感而將泡泡濾掉。**因為這些泡泡代表豐富的酵素，全部喝下才能攝取到完整的營養。**

【新鮮明日葉汁】

材料（2杯）：

明日葉30g、西芹30g、豌豆苗20g、蘋果100g、鳳梨150g、有機檸檬汁30cc、蜂蜜適量、黃金三寶粉1匙、綜合堅果1匙、好水500cc

作法：

❶ 將所有材料洗淨，和好水放入營養調理機杯內，蓋緊蓋子。

❷ 按下精力湯鍵，再按START鍵即可。

天然好食物 7

【甜菜根】

外食族可多吃，預防三高

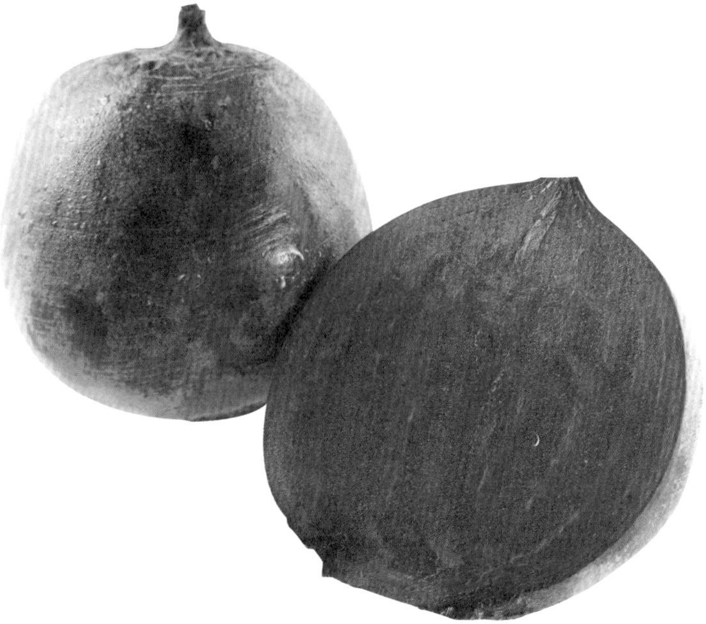

哪些人可多吃？

- 抵抗力差者
- 高血糖者
- 肝指數高者

屬於根莖類的甜菜根，長得很像台灣的大頭菜，切開後果肉是紅紫色，汁多味甜，咬起來的口感爽脆。此外，甜菜根也含有許多營養素，包括可促進腸胃道蠕動，幫助消化的鉀、磷；能補血的紅色維他命B12和鐵質，亦是排毒蔬菜的一種。

植化素專家這樣說

肉食族可多吃甜菜根，預防高血壓

常吃大魚大肉的人，可多吃甜菜根，為什麼呢？因為魚肉類多半很油膩，而甜菜根內含的甜菜纖維能保護和增加肝臟的抗氧化活性，有助於降低膽固醇，預防結腸癌。此外，甜菜根亦含有鎂及碘，**鎂能軟化血管及預防血栓，幫助治療高血壓；碘則對甲狀腺腫大及動脈粥狀硬化具有一定療效。**

再者，甜菜根中的甜菜鹼還能加速膽汁分泌，疏通肝血管阻塞；鋅酶素亦能改善脂肪肝，外食族也很適合多吃。

甜菜根中的甜菜纖維同時也能促進鋅與其他礦物質的吸收，只要把蔬菜、穀類及肉類搭配甜菜根一起料理，就能達到助消化、加強營養吸收的功效。

我常告訴學生，**生病時要多吃根埋於地底下的食物，才能攝取到充足養分，**因此，甜菜根可說是最天然的綜合維他命，感冒發燒或身體虛弱時，亦可適量補充。

大多數人在食用甜菜根後，大小便會變成紅色，這是正常現象。因此，**在吃完甜菜根的24小時內，若大便是紅色，代表腸道狀況不錯；反之，則表示腸道較不好，需要提升腸道免疫力。**

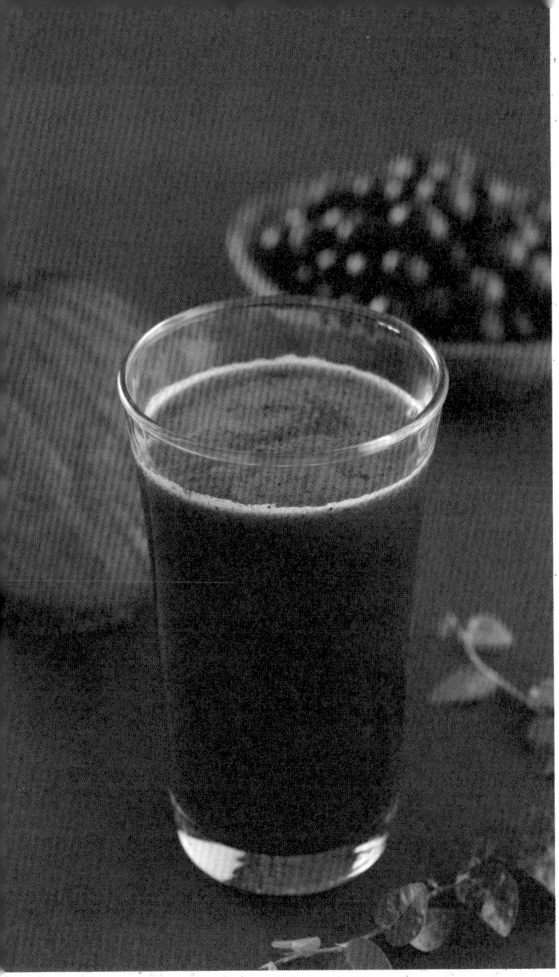

小叮嚀

甜菜根是很營養的食物，內含葉酸，可預防貧血、抗腫瘤，並防止高血壓、老年痴呆症。此外，甜菜根亦含皂角甙，能把腸內的膽固醇結合成不易吸收的混合物質而排出。

【甜菜根蘋果汁】

材料（2杯）：

甜菜根50g、蘋果100g、藍莓50g、檸檬10g、好水500cc

作法：

❶ 將所有材料洗淨，和好水放入營養調理機杯內，蓋緊蓋子。

❷ 按下精力湯鍵，再按START鍵即可。

天然好食物❽

【馬鈴薯】

可保護胃部，預防胃癌

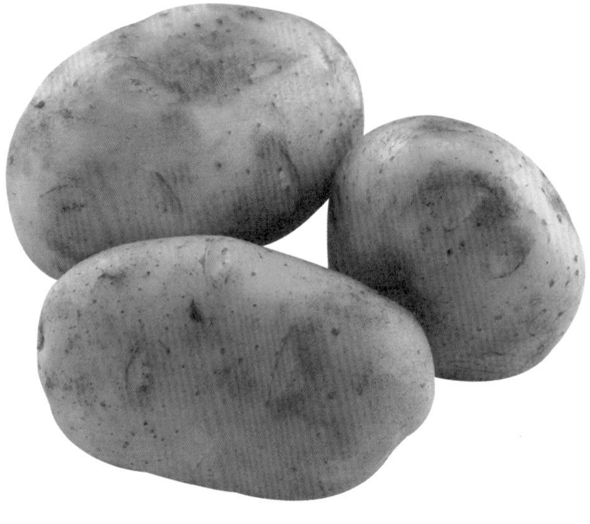

哪些人可多吃？

- 食慾不振者
- 肌肉常感到無力者
- 代謝症候群患者

馬鈴薯含有大量碳水化合物和蛋白質，能供給人體大量的熱能，此外，也含有磷、鈣等礦物質及維生素等，是不可多得的完美食物。

很多人可能不知道，馬鈴薯雖含有澱粉，但脂肪含量卻是所有主食中最低的，一百五十公克僅含約一百大

植化素專家這樣說

這樣吃馬鈴薯，提振食慾不發胖

很多人擔心吃太多馬鈴薯會發胖，其實關鍵在於料理的方法。如果常吃炸薯條或奶油焗烤馬鈴薯，當然會吃下過多熱量，**只要改成水煮、清蒸，或將馬鈴薯打成蔬果精力湯喝，不但具有飽足感，身體也不會有過多負擔。**

特別是肌肉容易感覺無力或經常食慾不振的人，多吃馬鈴薯除了可攝取到充分的蛋白質外，還能適度的補充鉀元素，讓體內的微量元素達到平衡。

卡的熱量，**且幾乎不含脂肪，吃多也不必擔心發胖。**此外，馬鈴薯因含有豐富的B群和纖維素，以及氨基酸、蛋白質、脂肪和優質澱粉等，也具有抗老化的效用。

再者，馬鈴薯的維生素C含量也很高，是蘋果的二十倍，再加上內含的礦物質，有助於穩定情緒，改善現代人容易抑鬱不安的困擾。

如果你是容易腸胃不適的人，也可以常吃馬鈴薯，因為它內含的纖維素非常細，對胃腸黏膜無刺激作用，可減少胃酸分泌，對於胃潰瘍、習慣性便秘等有明顯的改善作用，甚至成為預防胃癌的輔助療法之一。

小叮嚀

❶ 如果選購的是有機馬鈴薯，外皮可不用削去，以便吃到更多營養素。若購買的是市售馬鈴薯，料理前除了要洗淨外，建議還是削皮後再打汁較安全。

❷ **發芽的馬鈴薯因含大量毒素，即龍葵素**，故不宜食用及打汁。

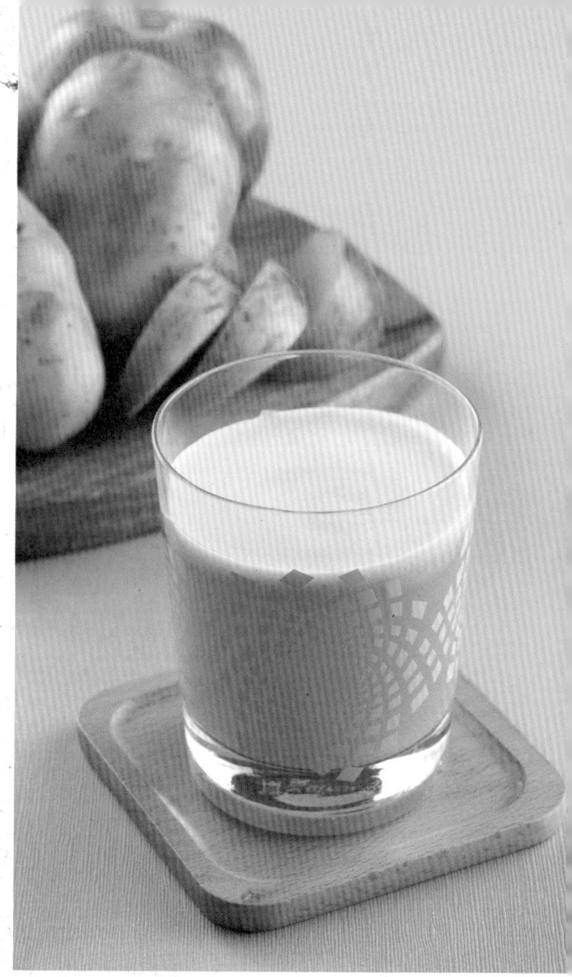

【馬鈴薯蘋果汁】

材料（2杯）：

馬鈴薯100g、蘋果150g、黃金三寶粉2匙、蜂蜜適量、好水500cc

作法：

❶ 將所有材料洗淨，和好水放入營養調理機杯內，蓋緊蓋子。

❷ 按下精力湯鍵，再按START鍵即可。

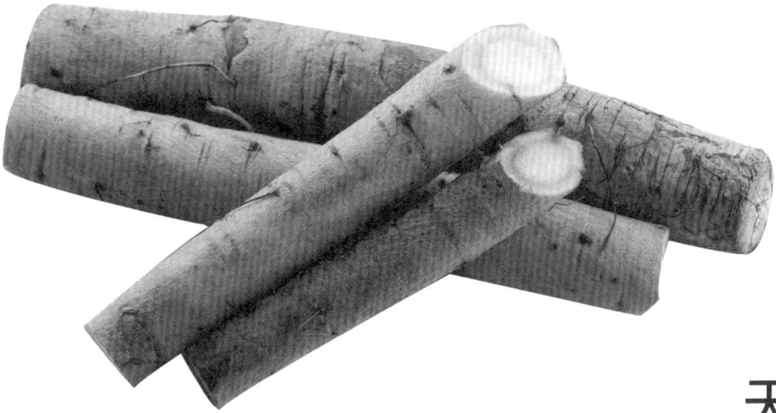

天然好食物❾

【牛蒡】天然清血劑，有效改善循環

哪些人可多吃？

- 糖尿病患者
- 高血脂患者
- 動脈硬化者
- 容易便秘者

早在明朝的《本草綱目》中，對於牛蒡就有一段如此的記載：「通十二經脈，除五臟惡氣，久服輕身耐老。」意思是說只要常吃牛蒡，就能排毒抗老，這也是牛蒡長久以來被視為養生食材的原因，在日本更是日常料理的常備蔬菜。

植化素專家這樣說

牛蒡營養價值高，更有益於心血管

牛蒡內含許多營養素，包括可降血壓的鉀、保護細胞黏膜並避免感染的β-胡蘿蔔素等。此外，亦含有豐富的植化素，如：總多酚、綠原酸等，對糖尿病、便秘、心血管疾病等治療，有非常好的加乘效用。

牛蒡中的綠原酸及菊糖，可調整血糖，非常適合給糖尿病患者食用，有很好的效用。更何況，菊糖是腸道中益菌的食物，食用後可增加腸道的有益菌，幫助維持腸道的正常功能，使運作更順暢。

牛蒡的膳食纖維含量比胡蘿蔔高出二・六倍，連蛋白質和鈣的含量也高居根莖蔬菜的榜首，對於改善糖尿病、高血脂、動脈硬化及便秘等，皆具有明顯效用。近年來更躍升為養生食物的首選，是蔬菜中的珍品，被譽為「餐桌上的藥草」。

此外，**牛蒡因能清除體內有害物質，促進新陳代謝，改善循環，亦被視為「天然的清血劑」，能淨化血液，讓血管更乾淨。**

牛蒡的纖維質含量高，可刺激大腸蠕動，讓排便順暢，並降低體內的膽固醇和減少廢物的囤積，預防中風和罹癌的風險。

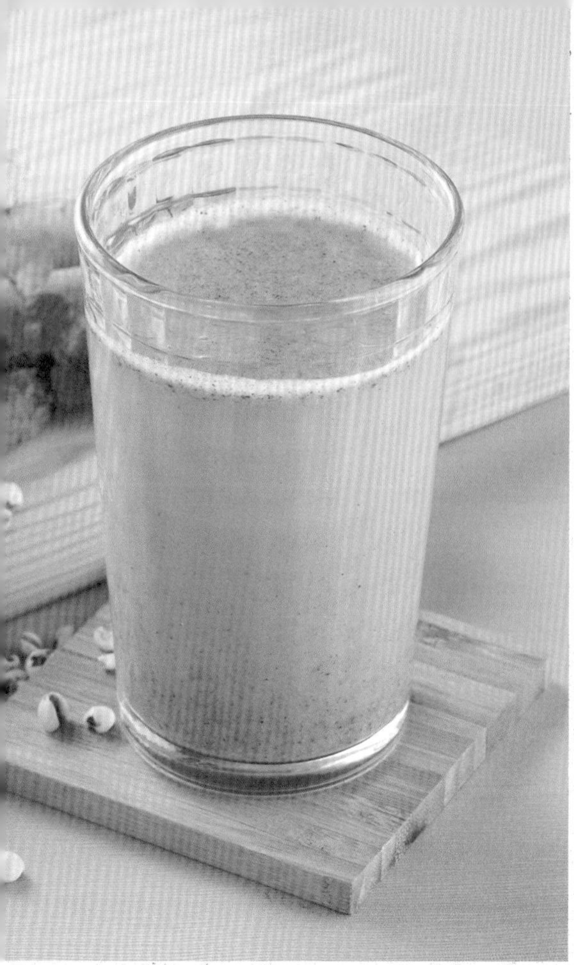

小叮嚀

牛蒡打汁時不用去皮，用多少切多少，剩的再放回冰箱，避免氧化，**也別用鹽水浸泡保存**，以免內含的皂苷流失。

【牛蒡薏仁漿】

材料（2杯）：

牛蒡50g、薏仁60g、黃金三寶粉1匙、熱水800cc

作法：

❶ 將所有材料洗淨，和熱水放入營養調理機杯內，蓋緊蓋子。

❷ 按下豆漿鍵，再按START鍵即可。

天然好食物⑩

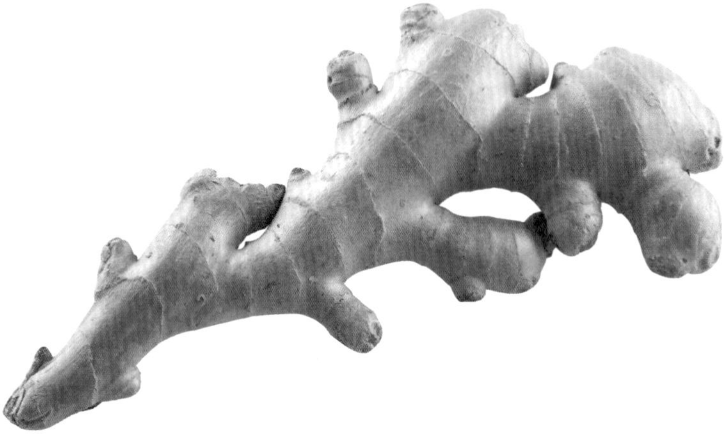

薑

有效提高體溫，增加抵抗力

哪些人可多吃？

- 退化性關節炎者
- 血液循環差者
- 有感冒症狀者
- 有孕吐症狀的孕婦

中式料理喜愛用薑入菜，提升風味，其實薑也具有很好的保健功效。以內含的薑醇類成分來說，可有效抑制血小板的凝集，對抗心血管疾病。若身體有發炎情況的患者，食用薑也能達到抗發炎的功效。此外，**薑的抗氧化作用更是高居所有根莖類食材的**

植化素專家這樣說

「薑」能抑止噁心感，預防孕吐

薑因含有豐富的植化素、維生素B6、薑醇素及薑烯酚，孕婦可適量攝取，因為薑醇素能夠發揮止吐作用，且沒有任何有毒性的副作用，準媽媽們可多喝薑茶，減緩害喜症狀，防止產生噁心，有效改善孕吐，緩解不舒服的感覺。此外，薑皮含有薑辣素和鉀，亦能消除水腫。

準媽媽若感覺反胃時，也可含一顆薑糖止吐，或在炒菜時放少許薑片、薑絲等，也都是預防孕吐的好方法，效果不錯。

榜首，遠勝於馬鈴薯、地瓜等食物。這些抗氧化成分對身體有許多好處，不但可抗老化，還有助於消血脂，減少氧化作用對人體的傷害。

此外，薑還含有薑烯酚和薑油酮，能適度刺激身體，促進血液循環，活絡腸胃和內臟器官的運作，薑油酮還具有降低血壓，舒緩心血管疾病的功效。在寒冷的冬天，只要起床時喝杯熱騰騰的薑茶，就能趕走寒氣和睡意，特別是手腳容易冰冷的人，喝下薑茶後能迅速感到溫暖，補充滿滿的元氣。

對於喜愛泡澡的人來說，用薑汁泡澡能提高體溫，以增加抵抗力，使體內的血液循環更好。

小叮嚀

❶ 一般人多用菜刀把薑拍碎使用，**我建議大家改用調理機處理薑塊**，以免內含的營養素隨著拍打而流失。

❷ 打好的薑汁只要不碰到水，以容器盛裝後置於冰箱冷藏備用即可。

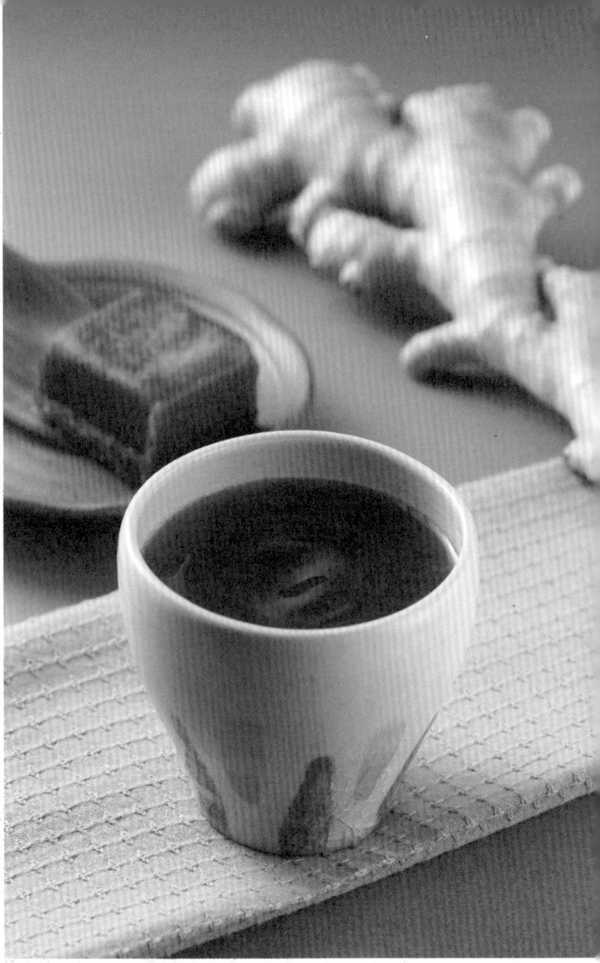

【黑糖熱薑茶】

材料（2杯）：

老薑20g、黑糖2塊、熱水800cc、黃金三寶粉2匙

作法：

❶ 將所有材料洗淨，和熱水放入營養調理機杯內，蓋緊蓋子。

❷ 按下濃湯鍵，再按START鍵即可。

Part 4

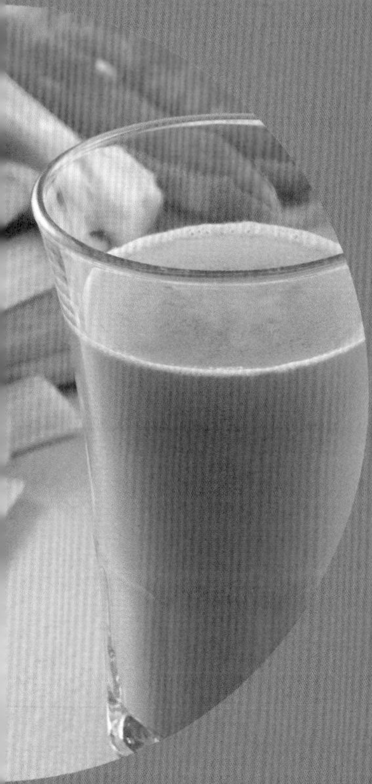

植化素專家首度公開！90道最有效的對症健康飲品

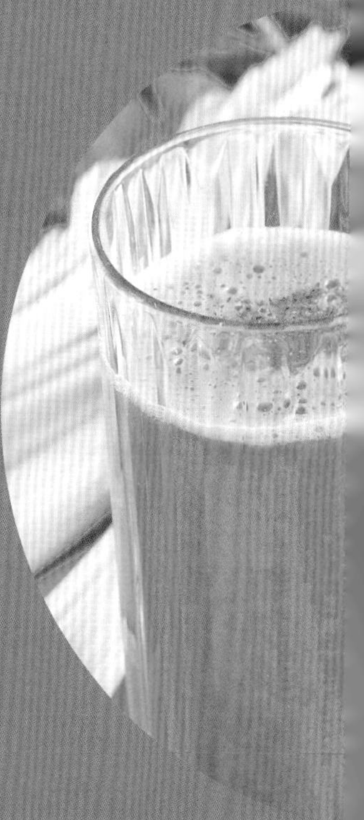

【預防三高】——多菜少肉，高纖食物可多吃

健康案例

六十歲的吳先生來找我時，帶著才驗好三高的檢驗報告，包括血壓、血糖和血脂等各項指數都明顯偏高，三酸甘油脂更高達800 mg/dL以上（正常值為150～200 mg/dL），健康情況真的非常令人擔憂。透過排毒和食療調整，並改善生活方式，養成每天快走的習慣，現在血壓和血脂都非常穩定，雖然血糖值仍略高，但在同齡朋友中，他已經稱得上是健康模範生了！

所謂「三高」，指的是高血壓、高血脂及高血糖，彼此不但相互影響，還可能會誘發疾病。根據調查，飲食習慣不佳，經常大魚大肉、蔬菜量攝取不足，再加上少動，導致三高患者越來越多，更有年輕化的趨勢。

但是，台灣美食這麼多，該如何吃才能避免三高呢？以我自己來說，早餐通常是一杯穀漿或精力湯，外加一個蒸地瓜和一份高纖水果，有時候胃口好一點，穀漿和精力湯會各喝一杯。中午時，我大多以一杯精力湯或一份生菜沙拉裹腹，晚餐則吃十穀飯或糙米飯，多吃蔬菜並搭配少油少鹽的魚和肉。

▼先吃水果，菜要比肉多

如果需要外食，沒辦法喝精力湯時，我會選擇吃自助餐，並盡量多夾蔬菜。如果是一般的餐飲店，會盡量避開白麵條，多吃高纖的糙米或蕎麥麵，小菜則會選擇木耳、海帶芽、泡菜等纖維量較高的蔬菜。此外，教大家一個小技巧，在外用餐時，不妨請服務生調整上菜順序，先上水果再上主餐。

點菜時，蔬菜盡量多於肉類，白肉（海鮮、魚類）要多於紅肉（牛肉、豬肉），每道菜都吃一些，但分量不要多，油炸物則少碰。只要掌握這幾個原則，就算外食也能輕鬆預防三高。

君君老師這樣說

燕麥、海藻可多吃，有效預防三高

❶ **燕麥**：含豐富纖維，可產生飽足感，有效控制體重。內含的水溶性纖維能降低體內膽固醇，改善高血脂，幫助穩定體內血糖。**食用時別加太多糖，效果會更好。**

❷ **海藻**：指海帶、紫菜、裙帶芽等海藻類食物，內含稱為海（褐）藻酸的膠狀物質，並有鉀、鈣、鎂等成分，對於必須採取低鈉高鉀飲食的高血壓患者而言，非常有助益。此外，**海藻酸膠質能包覆部分膽固醇，減少體內膽固醇的吸收**，達到降血脂的效果。

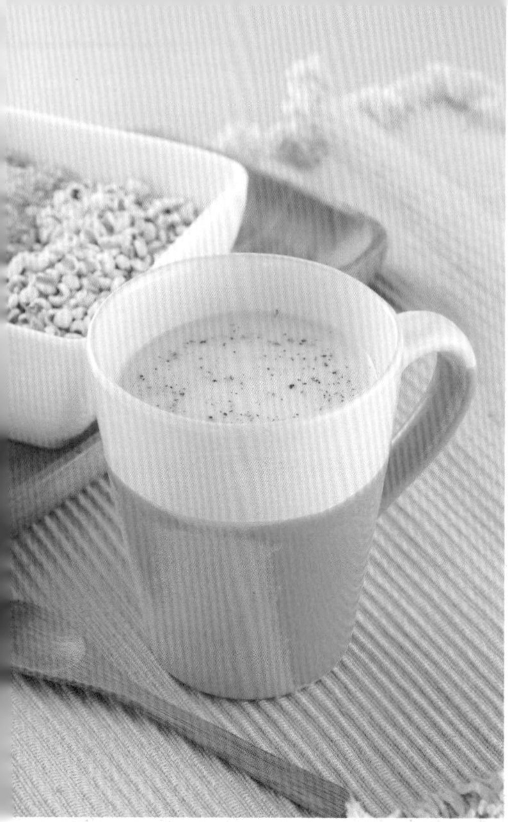

預防三高穀漿

材料（2杯）：

蕎麥30g、糙米20g、薏仁30g、黃金三寶粉4匙、熱水800cc

作法：

1. 將所有材料洗淨，和熱水放入營養調理機杯內，蓋緊蓋子。
2. 按下豆漿鍵，再按START鍵。

植化素對症叮嚀

- 蕎麥除含有豐富的鉻，對糖尿病有幫助外，還含有芸香醇，能強化微血管，防止腦中風。
- 薏仁含薏仁酯和薏苡素，對預防三高有很大幫助。

番茄濃湯

材料（2碗）：

胡蘿蔔50g、鳳梨100g、番茄200g、糙薏仁30g、洋蔥10g、豌豆苗10g、黃金三寶粉2匙、熱水600cc、海鹽適量

作法：

1. 將所有材料洗淨，和熱水放入營養調理機杯內，蓋緊蓋子。
2. 按下濃湯鍵，再按START鍵。

植化素對症叮嚀

- 胡蘿蔔內含β-胡蘿蔔素；番茄則有大量茄紅素，均對心血管疾病有很大的助益。
- 洋蔥含硫化物，可降血糖。

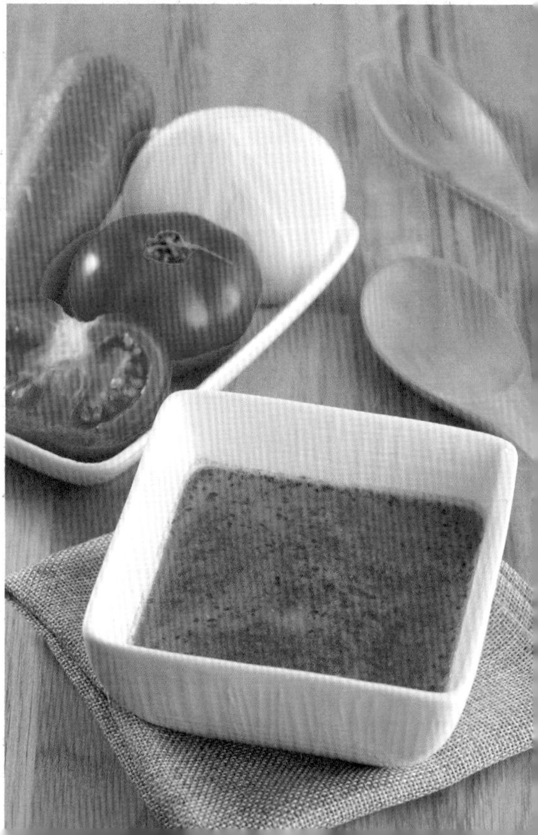

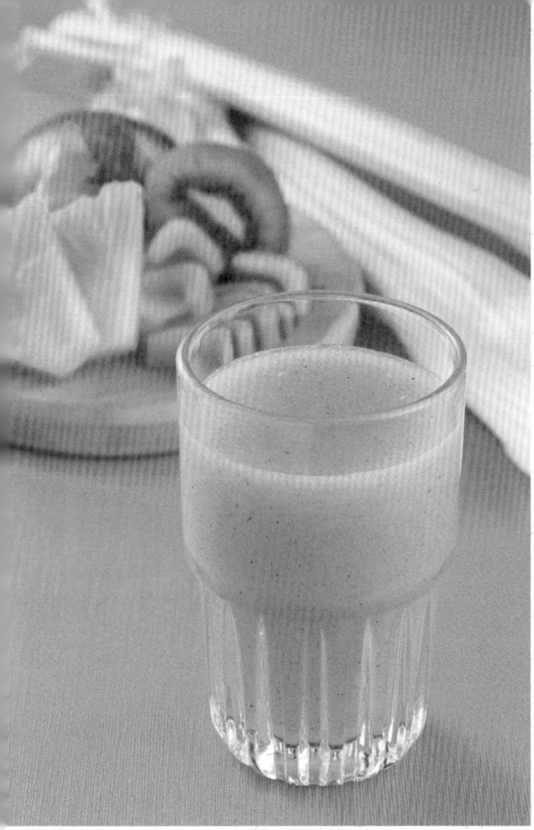

【奇異果西芹汁】

材料（2杯）：

奇異果1顆、蘋果1顆、鳳梨200g、西芹100g、蜂蜜適量、黃金三寶粉2匙、好水500cc

作法：

❶ 將所有材料洗淨，和好水放入營養調理機杯內，蓋緊蓋子。

❷ 按下精力湯鍵，再按START鍵。

植化素對症叮嚀

・奇異果和鳳梨均含豐富的維生素C，再搭配西芹中的木犀草素，能增加血管壁彈性，降低膽固醇。

【苦瓜鳳梨蘋果汁】

材料（2杯）：

苦瓜30g、鳳梨150g、蘋果100g、黃金三寶粉1匙、好水500cc

作法：

❶ 將所有材料洗淨，和好水放入營養調理機杯內，蓋緊蓋子。

❷ 按下精力湯鍵，再按START鍵。

植化素對症叮嚀

・苦瓜籽內含豐富的胰蛋白酶，可降低血糖，並抑致癌細胞生長。

・苦瓜含苦瓜草、三草苷、苦菇素，能刺激胰臟β細胞分泌胰島素，降低血糖。

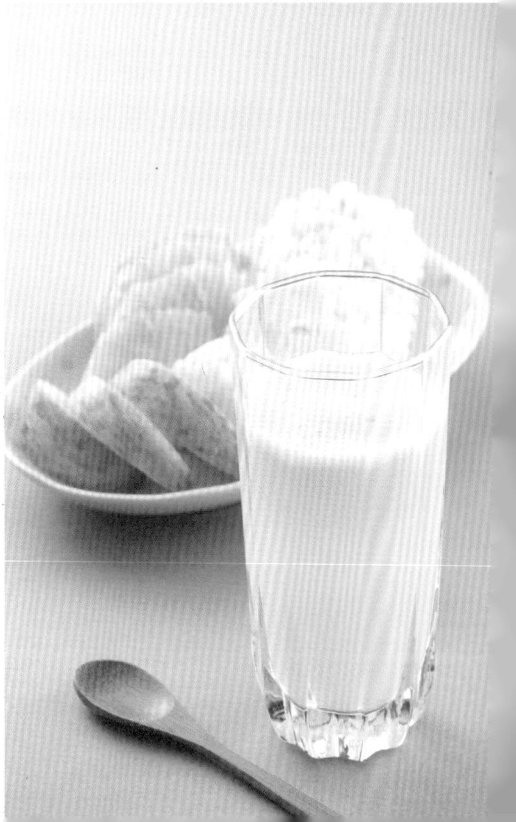

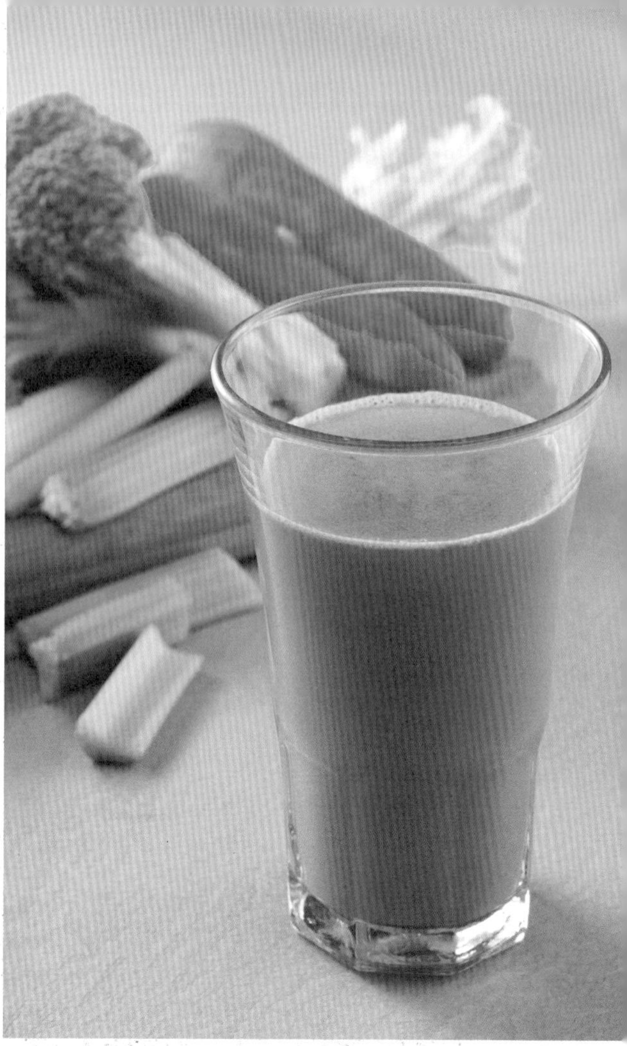

植化素
對症叮嚀

- 西芹和胡蘿蔔均含有纖維質和木犀草素，能去除血管內的多餘油脂，並降低血壓和血糖。
- 花椰菜含鉀及鉻，鉀可預防高血壓；鉻則有降血糖和血脂的功用。

【降三高精力湯】

材料（2杯）：

花椰菜30g、胡蘿蔔70g、西芹50g、鳳梨100g、蘋果100g、黃金三寶粉2匙、好水500cc

作法：

❶ 將所有材料洗淨，和好水放入營養調理機杯內，蓋緊蓋子。

❷ 按下精力湯鍵，再按START鍵。

【小腹突出】——常吃天然蔬果，維持輕盈好體態

健康案例

在大陸經商的江先生，雖然年近半百，但因平日有運動習慣，身材維持得還不錯，唯有肚子上的一圈小腹，常讓他被朋友取笑是「鮪魚肚」、「啤酒肚」。因此，他帶著很想擺脫隨身「游泳圈」的決定，來向我諮詢。我調整了他的飲食內容後，他的身體開始變輕鬆，原本用盡方法都減不掉的小腹，在吃對食物和展開排毒後就消失了，也讓他終於能跟圓滾滾的小腹說再見。

「奇怪，為什麼我的肚子越來越大？小腹越來越有分量？」不只上了年紀的人有這個煩惱，許多久坐辦公室的上班族，就算四肢纖細、身材標準，也免不了有個減不掉的小腹，著實令人困擾。

問題是，明明食量沒有變化，甚至刻意少吃，為什麼還是管不住身材呢？除了年齡之外，追根究柢還是飲食和生活習慣出了問題，像是久坐，太少運動、姿勢不良，或是吃太多大魚大肉等，導致「內臟脂肪」堆積，小腹自然越養越大。不但影響美觀，也對脊椎造成負擔，威脅健康。

▼每天一杯蔬果精力湯，幫腸胃大掃除

因此，我建議需要久坐辦公室或打電腦的人，記得每半個小時要起來動一動。另外，隨時注意站姿、坐姿，提醒自己抬頭挺胸並縮小腹，盡量不讓腰椎肌肉鬆懈，也是預防小腹上身的好方法。

飲食方面，要掌握「高纖」的原則，遠離高油脂、油炸食物。由於蔬菜及水果都含有許多纖維質，**蔬果精力湯正是最天然的高纖飲品，可避免脂肪堆積在體內。**

每天喝一杯蔬果精力湯，輕鬆獲取一天所需的纖維量，正是最適合現代人的輕排毒養生法。

君君老師這樣說

用纖維排除體內脂肪，燕麥、南瓜可多吃

纖維質可以代謝體內過量脂肪，減緩人體對葡萄糖的吸收，並降低膽固醇，促進排便。一般來說，**體重乘以0.4（克），就是每天該攝取的纖維量**。舉例來說，75公斤的男生，每天最好攝取75X0.4=30（克）的纖維量最適當。但是，現代人普遍纖維攝取不足，水也喝得少，讓「便秘」成為文明病之一。建議不妨適度增加全穀根莖類食物的攝取量，像是把白吐司改為全麥吐司、改吃糙米飯等，並「多吃蔬果」，**特別是燕麥、菠菜、南瓜和西芹等高纖食物，都適合多吃。**

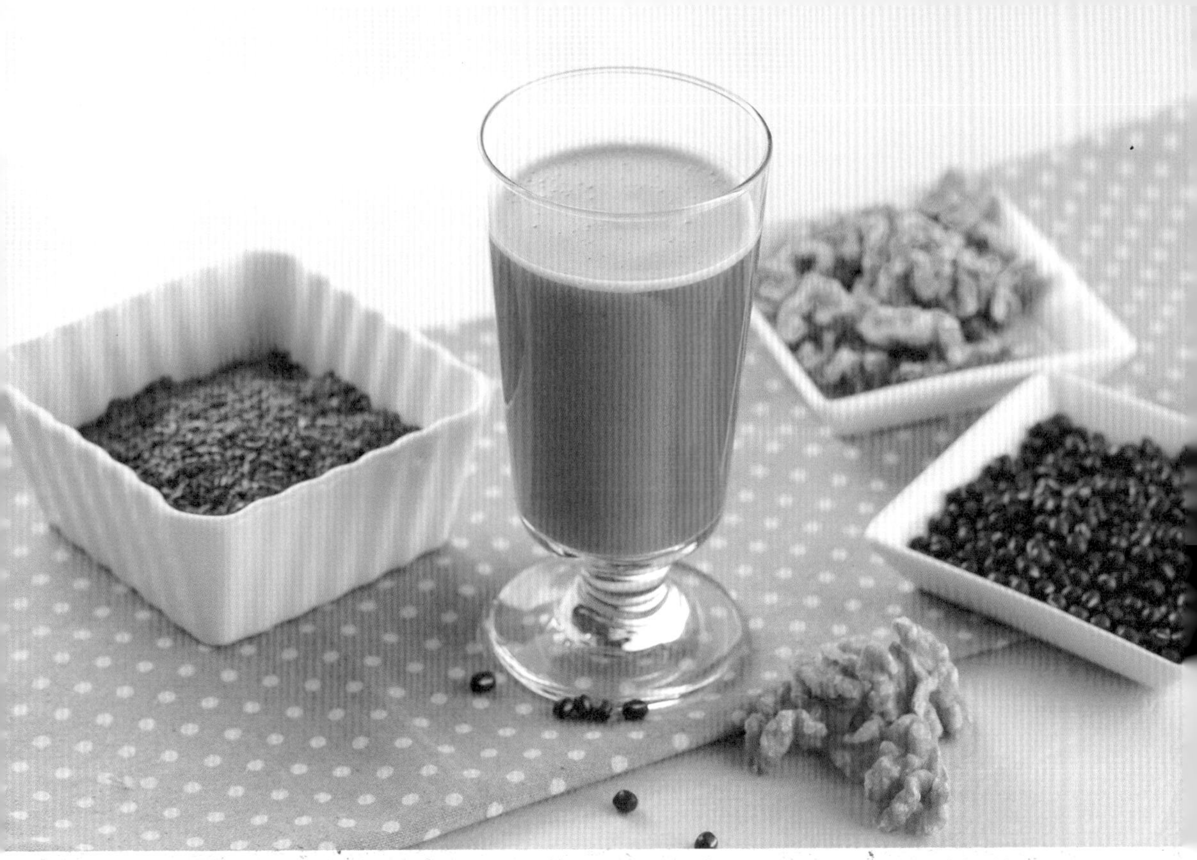

【去脂燕麥穀漿】

材料（2杯）：

紅豆20g、燕麥20g、亞麻籽20g、核桃20g、黃金三寶粉2匙、熱水800cc

作法：

❶ 將所有生的材料（不需要浸泡）洗淨，和熱水放入營養調理機杯內，再蓋緊蓋子。

❷ 按下豆漿鍵，再按START鍵即可。

植化素對症叮嚀

- 紅豆含石鹼酸，可增加大腸蠕動，幫助排便。
- 燕麥含有豐富的亞麻仁油酸和皂甙酸，可幫助消化。
- 核桃和亞麻籽含富豐的亞麻油酸和膳食纖維，能清除體內的壞脂肪。

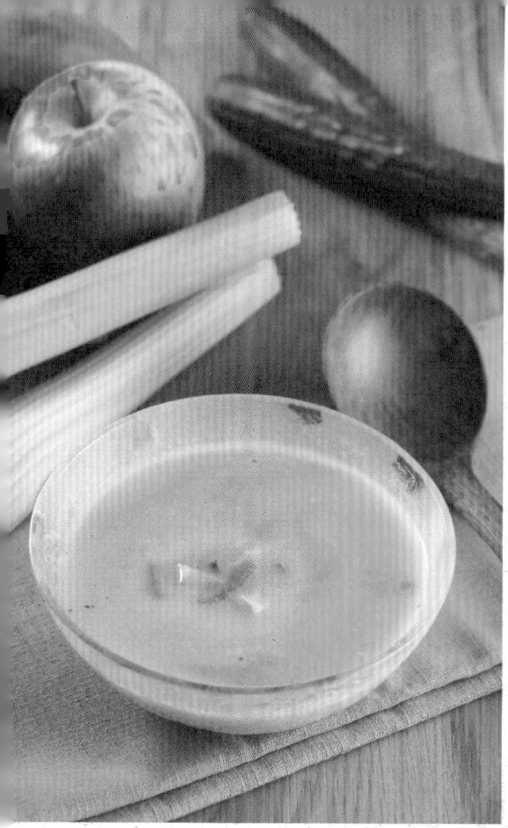

【地瓜蔬果冷湯】

材料（2碗）：

地瓜150g、蘋果50g、西芹20g、小黃瓜30g、好水300cc、黃金三寶粉2匙、海鹽適量

作法：

❶ 將所有材料洗淨，和好水放入營養調理機杯內，蓋緊蓋子。

❷ 按下精力湯鍵，再按START鍵。

植化素對症叮嚀

・地瓜和西芹含豐富的纖維質，有助於消化，並幫助排除宿便，讓小腹變平坦。

【美腸水果飲】

材料（2杯）：

香蕉1條、木瓜100g、蘋果100g、鳳梨100g、柳橙30g、黃金三寶粉2匙、蜂蜜適量、好水500cc

作法：

❶ 將所有食材洗淨，和好水放入營養調理機杯內，蓋緊蓋子。

❷ 按下精力湯鍵，再按START鍵。

植化素對症叮嚀

・香蕉飽腹又低脂，果寡糖則維持腸道健康；木瓜含豐富酵素和維生素及鈣和磷；蘋果中的蘋果多酚有抗氧化效果，均能減少身體的負擔。

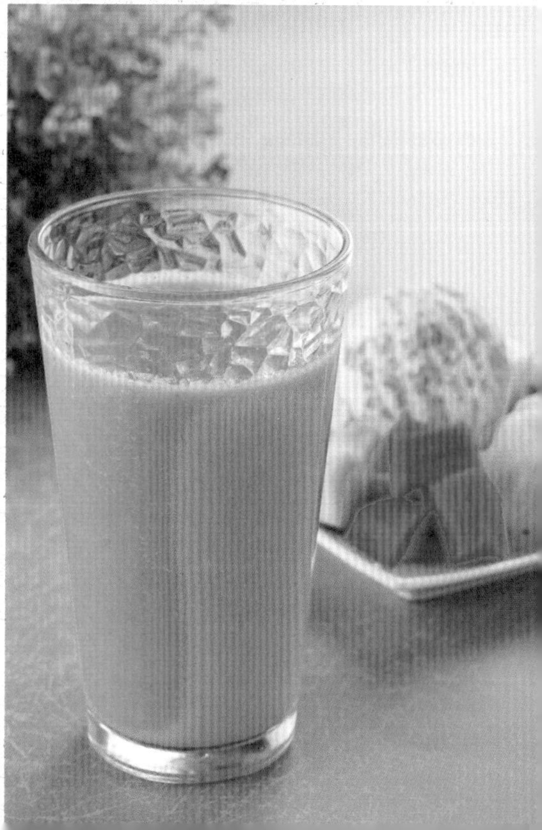

【調整體質】——用五色食物養生，身體更健康

健康案例

五十七歲的洪先生因罹患肺癌，白血球指數非常低，再加上有移轉現象，如果不先提高白血球數值，實在沒辦法接受化療，最後，他透過朋友，希望能尋求我的幫助。由於他當時體力不佳，非常虛弱，因此，我請他先喝養肺白木耳露，以提高身體機能，等白血球數值回到三、四千以上後，再搭配食療和排毒調養。幾個月後，健康情況好轉很多，體力也開始恢復了。

說到五行養生，算起來已有五千年的悠久歷史，早在《黃帝內經》裡，老祖先就將人的體質依五行的「金、木、水、火、土」歸類，強調體內臟腑之間存在著相生相剋的關係，只要彼此達到和諧，就是健康。依據五行元素，每個人除了臉型、個性、身型各有特色之外，還能觀察自己的生理和性格特徵，找出對應的五行體質，進一步實踐在飲食生活上，找回健康。

只要依據五行，就能知道自己該吃哪一種食物嗎？沒錯！就像西方營養學主張「均衡飲食」一樣，各色的蔬果都要多吃。東方的傳統中醫也以「五色配五行」教大

家養生，透過飲食對應體內器官，把體質調整到最佳狀態。

▼多吃五色食物，營養吸取更均衡

簡單來說，綠色酸味入「肝」，紅色苦味入「心」，黃色甘味入「脾」，白色辛味入「肺」，黑色鹹味入「腎」。

不同的食物、顏色及氣味，能滋補體內不同的臟腑。因此，建議大家不妨參考下方表格，在飲食方面盡可能搭配不同顏色的食物，讓營養吸收更均衡。

找出對應色，用五色食物調養體質

食物顏色	對應器官	代表食物
黑色	腎（屬水）	黑豆、紫米、黑芝麻、黑木耳、黑棗、香菇、海帶、海苔。
白色	肺、大腸（屬金）	白蘿蔔、山藥、杏仁、百合、豆芽、蛋白、銀耳、洋蔥、大蒜、梨子。
黃色	脾、胃（屬土）	玉米、黃豆、南瓜、牛蒡、甘薯、木瓜、柳橙、哈密瓜、胡蘿蔔。
綠色	肝、膽（屬木）	明日葉、花椰菜、青江菜、白菜、包心菜、菠菜、石蓮花、西芹。
紅色	心、小腸（屬火）	紅甜椒、紅鳳菜、紅棗、枸杞、番茄、紅蘋果、櫻桃、李子、紅豆、桑椹、火龍果、草莓。

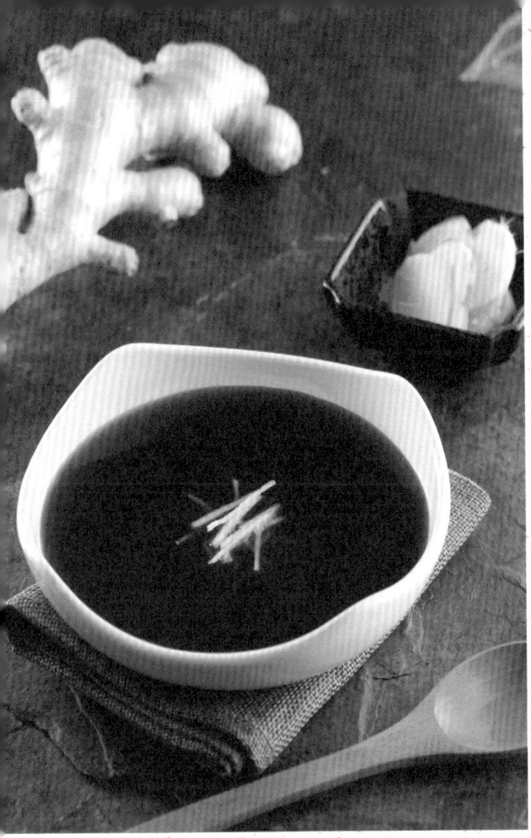

【養腎黑木耳露】

材料（2碗）：

乾的黑木耳20g（先浸泡10分鐘）、薑5g、黑棗5粒、黑糖適量、黃金三寶粉2匙、熱水800cc

作法：

❶ 所有材料洗淨，和熱水放入營養調理機杯內，蓋緊蓋子。

❷ 按下濃湯鍵，再按START鍵。

植化素對症叮嚀

- 黑木耳被譽為素中之王，鐵含量比肉類高100倍，鈣含量則比肉類高30～70倍，還具有抗血小板聚集的作用。
- 黑棗的纖維含量高，能滋補肝腎，並改善便秘。

【養肝精力湯】

材料（2杯）：

石蓮花30g、蘋果100g、檸檬20g、蜂蜜適量、黃金三寶粉1匙、綜合堅果1匙、好水500cc

作法：

❶ 將所有材料洗淨，和好水放入營養調理機杯內，蓋緊蓋子。

❷ 按下精力湯鍵，再按START鍵。

植化素對症叮嚀

- 石蓮花含菸鹼酸、β-胡蘿蔔素及微量元素，可活化肝機能及修復受損的肝細胞。
- 蘋果含阿魏酸；檸檬含檸檬烯，能排出體內毒素。

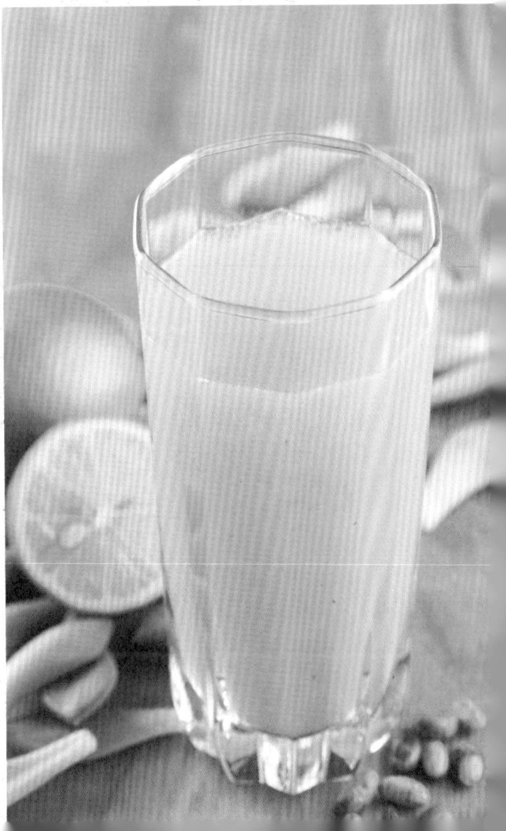

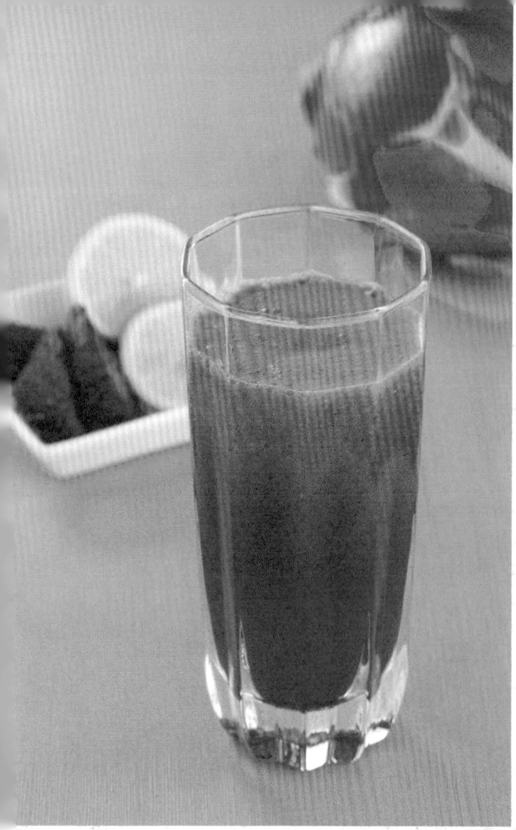

【養心火龍果汁】

材料（2杯）：

火龍果150g、檸檬10g、黃金三寶粉1匙、好水500cc

作法：

❶ 所有材料洗淨，和好水放入營養調理機杯內，蓋緊蓋子。

❷ 按下精力湯鍵，再按START鍵。

植化素對症叮嚀

・火龍果富含礦物質、花青素和水溶性膳食纖維，而花青素能抗氧化。此外，它的植物性蛋白是具黏性、膠質性的活性物質，跟體內的重金屬離子結合後會排出體外，達到解毒作用。

【護脾胃南瓜濃湯】

材料（2碗）：

生南瓜（含籽、皮）300g、低溫烘焙糙薏仁30g、豌豆苗5g、黃金三寶粉1匙、熱水800cc、海鹽適量

作法：

❶ 所有材料洗淨，和熱水放入營養調理機杯內，蓋緊蓋子。

❷ 按下濃湯鍵，再按START鍵。

❸ 放入豌豆苗裝飾即可。

植化素對症叮嚀

・南瓜含豐富β-胡蘿蔔素，可修復胃黏膜組織，含鉻量也居蔬菜之首，可抑制惡性腫瘤產生，促進體內胰島素的釋放，對糖尿病有助益。

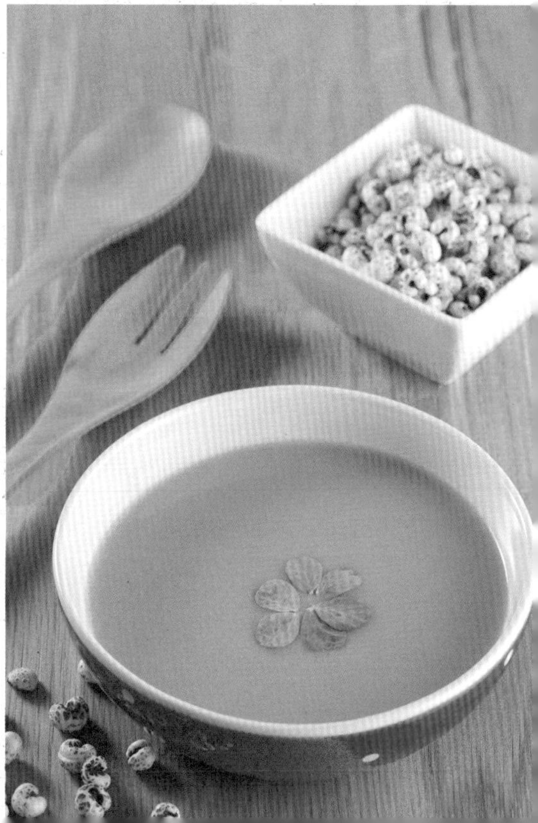

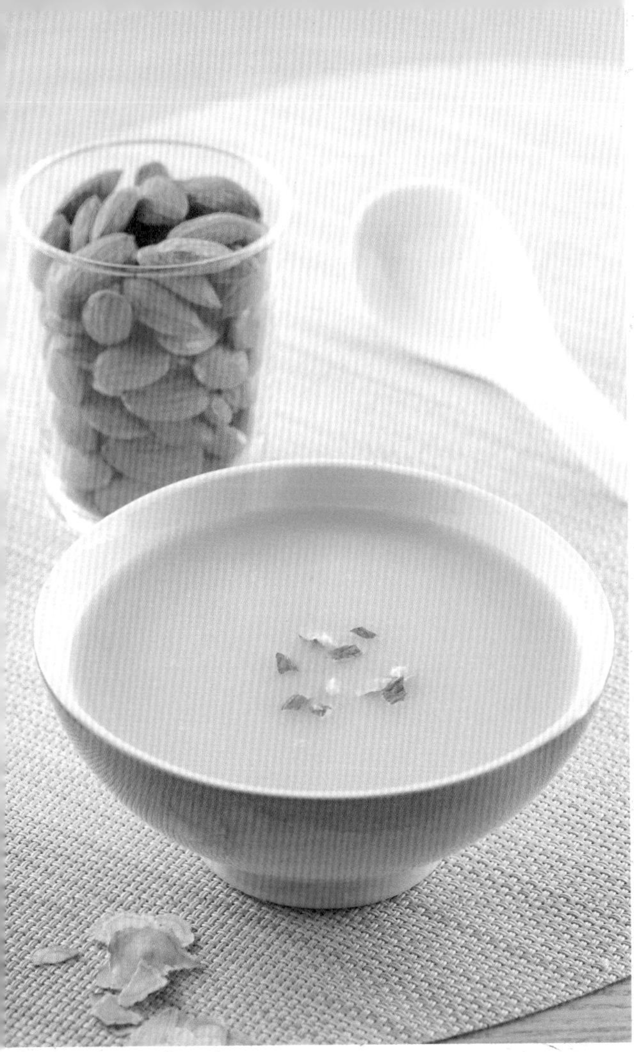

植化素對症叮嚀

- 白木耳含硒和酸性異多糖體，能保護肺部，亦可提高肝臟解毒功能。
- 杏仁能化痰潤肺，特別是其內含的扁桃苷對呼吸中樞有抑制作用，可讓呼吸維持平穩，達到止咳效果。
- 西洋參有18種的氨基酸，內含的人蔘皂甙更是臟器組織的保護劑，是護肺的最佳食材。

【養肺白木耳露】

材料（2碗）：

白木耳20g（先浸泡10分鐘）、杏仁30g、西洋參5g、紅冰糖適量、熱水800cc

作法：

❶ 所有材料洗淨，和熱水放入營養調理機杯內，蓋緊蓋子。

❷ 按下濃湯鍵，再按START鍵。

【失眠】——睡前一杯助眠飲，身心自然放鬆

健康案例

四十五歲的羅先生從三十幾歲開始，就有嚴重的失眠問題，已到了連吃藥也無法入睡的情況，連帶著自律神經也跟著失調。他來找我諮詢後，我除了調整他的飲食，幫助身體排毒外，也叮嚀他一定要多走路及泡澡，**因為自律神經失調的患者，身體多半藏有毒素，透過泡澡能流汗，排出身體多餘的廢物**。經過一段時間調養，他終於不用再吃安眠藥，能一覺到天明了。

現代人生活忙碌，常忙到連睡覺時間都沒有，或硬撐到受不了才肯上床休息。可能有人會認為，睡不好沒什麼關係，頂多感覺有點累，找時間補眠就好。事實上，「睡眠」除了能幫助人體消除身體和精神上的疲勞，保護腦力和恢復體力外，體內累積的二氧化碳、尿素和新陳代謝廢物也會在此時進行排除，調節各系統間的生理平衡。

此外，晚上睡覺時，也是體內免疫細胞的「工作」時間，它們必須在此時負責修復身體的破損細胞。如果不睡覺，等於讓免疫細胞沒有工作時間，身體不但得不到休息，也無法獲得修復。

▼香蕉、奇異果可助眠，讓身心得以休息

很多人會靠吃安眠藥入眠，其實，吃藥等於是「強迫」身體休息，肌肉的疲乏或許可以得到緩解，但免疫細胞卻無法知道身體已入睡，等於沒有收到體內的修復指令，所以不會執行動作，長期下來，身體當然會出問題。

其實，想得到優質睡眠並不難，除了養成良好的生活習慣外，不妨用飲食來調整，除了可常吃奇異果、香蕉外，也可在睡前喝一杯穀漿或優酪乳，幫助進入夢鄉。

君君老師這樣說

做到八件事，讓你天天都好眠

1. 睡前別讓自己太餓或過飽，造成身體無法休息。
2. **晚餐不要吃太多甜食和刺激性食物**，如汽水、茶、咖啡等。
3. 多攝取蔬果，讓身體多吸收天然植化素。
4. 養成睡前排便的習慣，排除體內毒素。
5. 睡前泡溫水浴能提高新陳代謝、啟動免疫機能，調整自律神經。
6. **睡前不要做劇烈運動**，也不要看電視、玩手機，遠離聲光效果。
7. 可聽音樂或靜坐冥想，讓身心放輕鬆再入睡。
8. **盡量在晚上11點前睡覺**，保持良好作息。

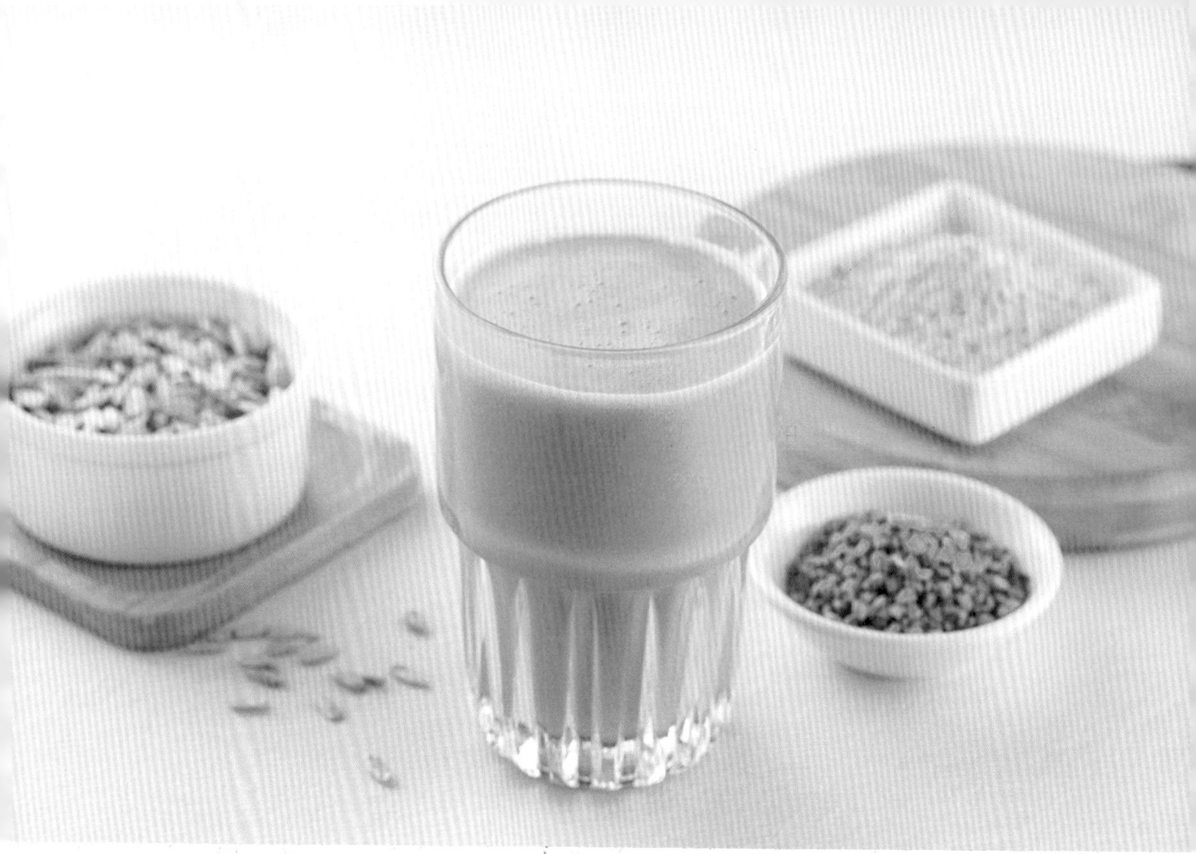

【安睡五穀漿】

材料（2杯）：

小米40g、葵瓜子20g、蕎麥20g、糙米20g、燕麥20g、黃金三寶粉2匙、綜合堅果2匙、熱水800cc

作法：

❶ 將所有材料（免浸泡）洗淨，和熱水放入營養調理機杯內，蓋緊蓋子。

❷ 按下豆漿鍵，再按START鍵。

植化素對症叮嚀

- 小米有豐富的色氨酸，是合成人體血清素的原料，也是控制食慾和睡眠的天然安眠藥。
- 葵瓜子含多種氨基酸和維生素，可鎮靜安神；燕麥內有豐富的色胺酸，有助安眠。
- 糙米和堅果含有豐富B群，可幫助製造血清素，並協助色胺酸轉換為菸鹼酸，幫助入眠。

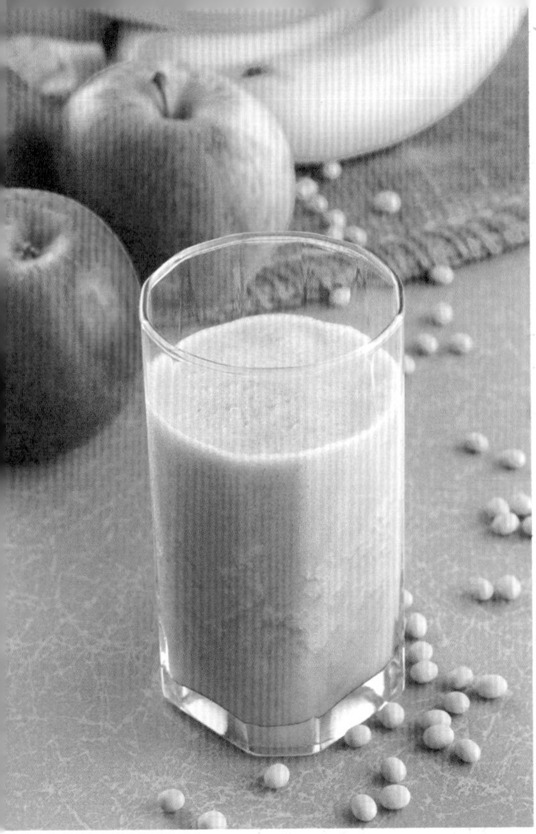

【安眠香蘋豆漿】

材料（2杯）：

香蕉2條、蘋果100g、黃金三寶粉2匙、豆漿500cc

作法：

❶ 將所有材料洗淨，和豆漿放入營養調理機杯內，蓋緊蓋子。

❷ 按下精力湯鍵，再按START鍵。

植化素對症叮嚀

- 香蕉含豐富的鎂；豆漿則含有鈣，兩者併用是很好的天然放鬆及鎮靜劑。
- 三寶粉中的啤酒酵母含菸鹼酸，可改善焦慮、易怒、憂鬱症引起的失眠症狀。

【奇異果優酪乳】

材料（2杯）：

奇異果（削皮）2顆、優酪乳200cc、黃金三寶粉1匙、核桃6粒、蜂蜜適量、好水300cc

作法：

❶ 將所有材料洗淨，和好水放入營養調理機杯內，蓋緊蓋子。

❷ 按下精力湯鍵，再按START鍵。

植化素對症叮嚀

- 奇異果含玉米黃素、鈣、鎂及維生素C，有助睡眠。
- 核桃有豐富的Omega-3，常用來治療神經衰弱、健忘、多夢引起的失眠。

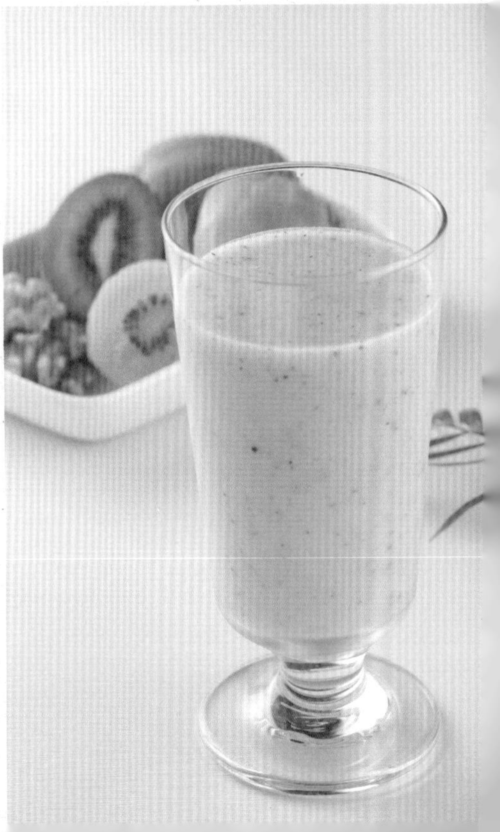

【孕期調理】——產婦這樣吃，高齡也能順產又健康

健康案例

我自己在懷孕時，每天補充多種蔬果，攝取天然酵素，就算身為高齡產婦，從懷孕到生產也都很順利，沒有不適。更重要的是，我的寶寶出生時非常乾淨，身上沒有過多胎毒，黃疸也正常，肌膚光滑不緊皺，這都要歸功於長期定時排毒及孕期的飲食調養。我分享自己的經驗給周遭親友和學員，大家的寶寶在出生後，不但皮膚好，就連脾氣也很好呢！

對於想懷孕的夫妻們，通常我會建議在準備懷孕前，先透過天然食物幫身體排毒淨化，將體內的毒素減到最低，就能打造好孕的環境，長期下來，也幫助很多不孕者懷孕。至於已經懷孕的準媽媽們，除了保持愉快的心情外，只要用正確的好食物補充營養素，就能擁有健康的寶寶。

▼多補充鋅、鐵及鈣，讓寶寶健康成長

由於懷孕屬於「一人吃，兩人補」的時期，飲食要特別小心。至於一般孕婦常有

的便秘問題，只要多喝好水，補充纖維質，就能改善。至於孕期的營養補給，首推酵素和葉酸，只要多吃蔬菜、水果即可獲得。「酵素」能幫助身體排毒，提供能量；「葉酸」則能預防胎兒神經管畸形的發生，並促進乳汁分泌。此外，為了幫助胎兒的骨骼及四肢發育，媽媽們還必須多攝取鈣質，避免骨質疏鬆。

懷孕時，孕婦的紅血球素會增加三分之一以上，以供應胎兒的需求，因此屬於造血主成分的鐵，就變得相當重要。除此之外，也要多攝取鋅，避免寶寶畸形，導致發育遲緩並影響骨骼發育。準媽媽們不妨參考下列整理，從天然食物中攝取營養素吧！

君君老師這樣說

這些食物可多吃，寶寶、媽媽都健康

1. **含鋅食物：**牡蠣、蝦子、豬肉、肝臟、蛋、啤酒酵母粉、牛奶、豆類、小麥胚芽、南瓜子等。
2. **含鐵食物：**豬血、瘦肉（紅肉）、海藻、蛋黃、堅果、菠菜、莧菜、胡蘿蔔、紅鳳菜、九層塔、絲瓜、茼蒿、綠蘆筍、青江菜、龍鬚菜、空心菜、油菜。
3. **含鈣食物：**黑芝麻、海帶芽、芥蘭菜、黑豆、紫菜、豆皮。

此外，菠菜、莧菜及竹筍食用前要用沸水川燙，把草酸去除，以免影響鈣質吸收。

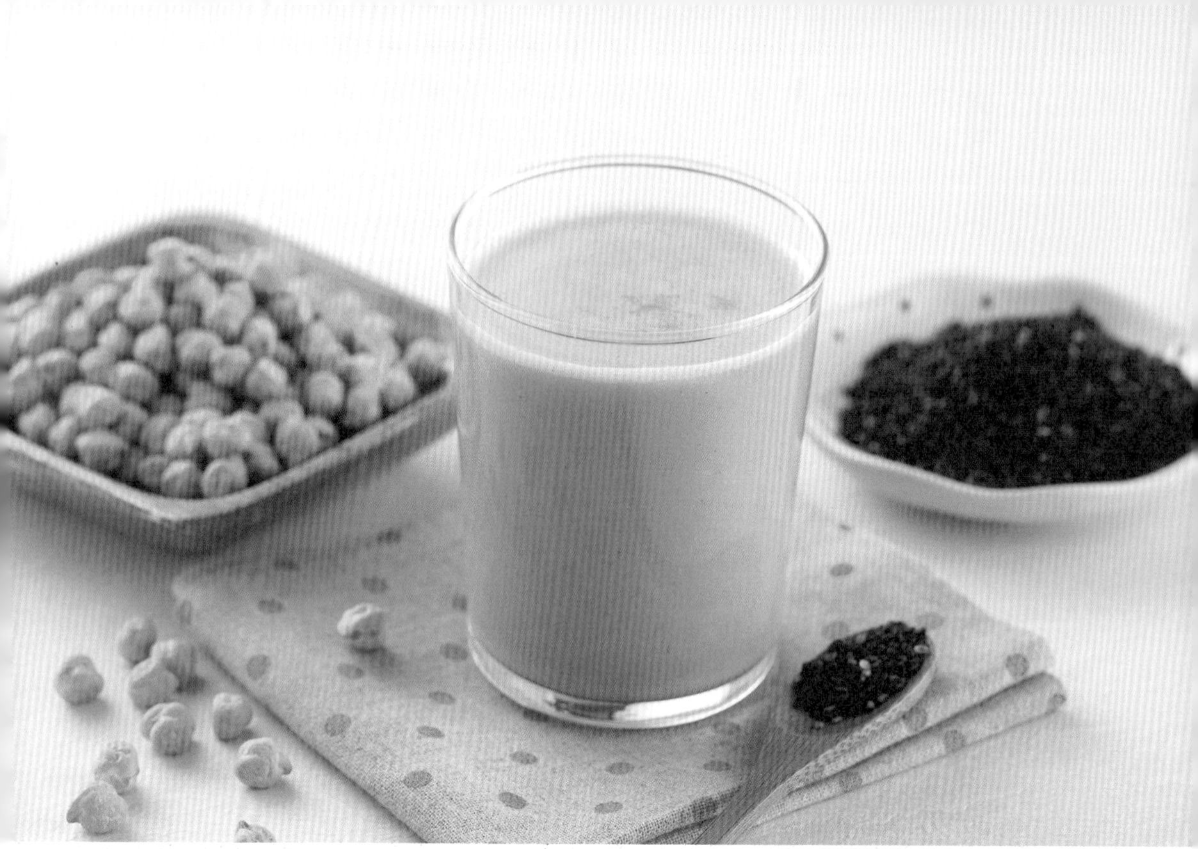

【好孕鮮豆漿】

材料（2杯）：

埃及豆30g、黃豆10g、黑芝麻20g、糙米20g、黃金三寶粉2匙、綜合堅果2匙、熱水 800cc

作法：

❶ 將所有材料洗淨（免浸泡），和熱水放入營養調理機杯內，蓋緊蓋子。

❷ 按下豆漿鍵，再按START鍵。

植化素對症叮嚀

・黃豆含豐富的異黃酮素，作用與雌激素類似，產婦可多吃。

・埃及豆含大量纖維質、鐵及葉酸，在懷孕前後的3個月內可多補充，能預防胎兒神經管缺陷的病變。

・三寶粉中的啤酒酵母葉酸含量高，是很好的營養成分。

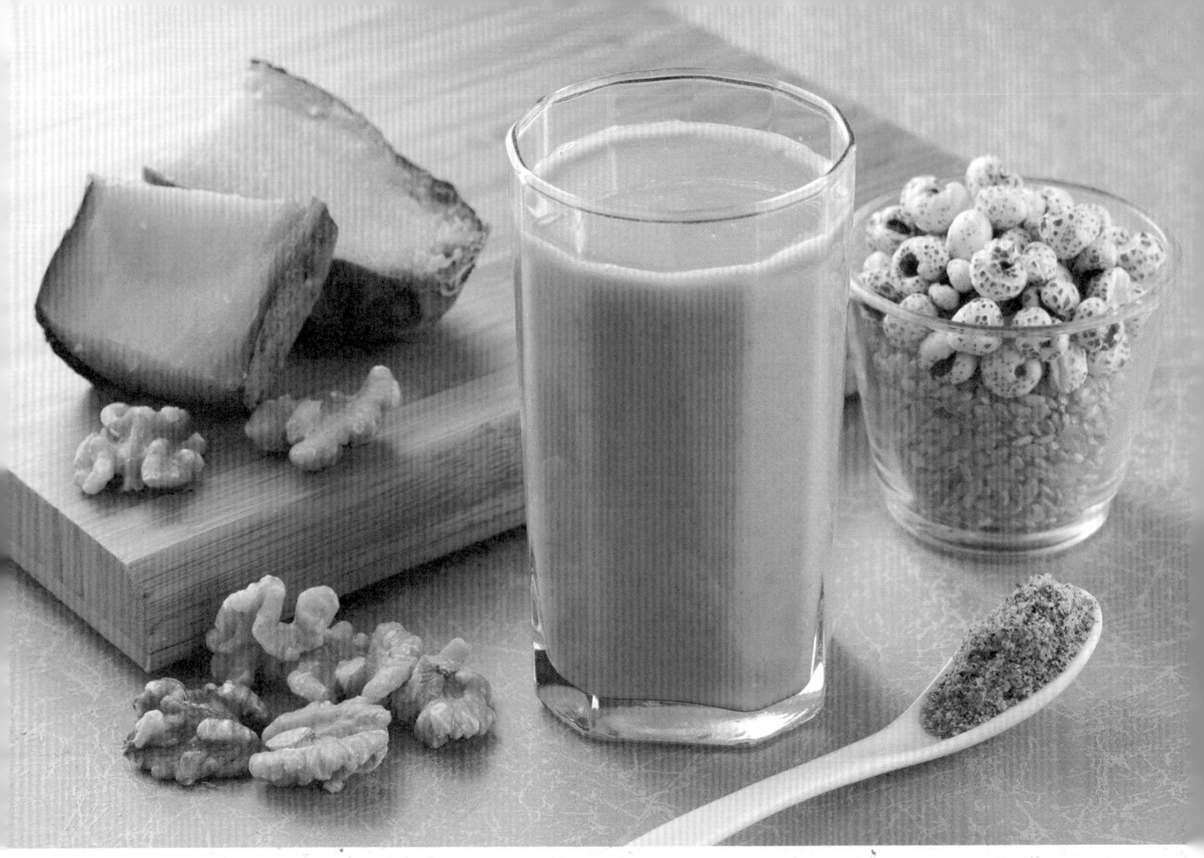

【元氣地瓜穀漿】

材料（2杯）：

地瓜200g、糙米50g、黑棗5粒、黃金三寶粉2匙、熱水800cc

作法：

❶ 將所有材料洗淨（免浸泡），和熱水放入營養調理機杯內，蓋緊蓋子。

❷ 按下豆漿鍵，再按START鍵。

植化素對症叮嚀

- 地瓜含豐富的植化素多酚類，此外，生地瓜及熟地瓜都是抗癌食物，亦屬於膠原和黏液多糖類物質，能維持血管壁彈性，防止動脈血管硬化，並減少脂肪。其豐富的纖維質對孕婦來說，可促進腸胃蠕動，幫助排便。
- 糙米含豐富B群、鈣質及鐵質，還含有豐富的纖維質，有助排便。

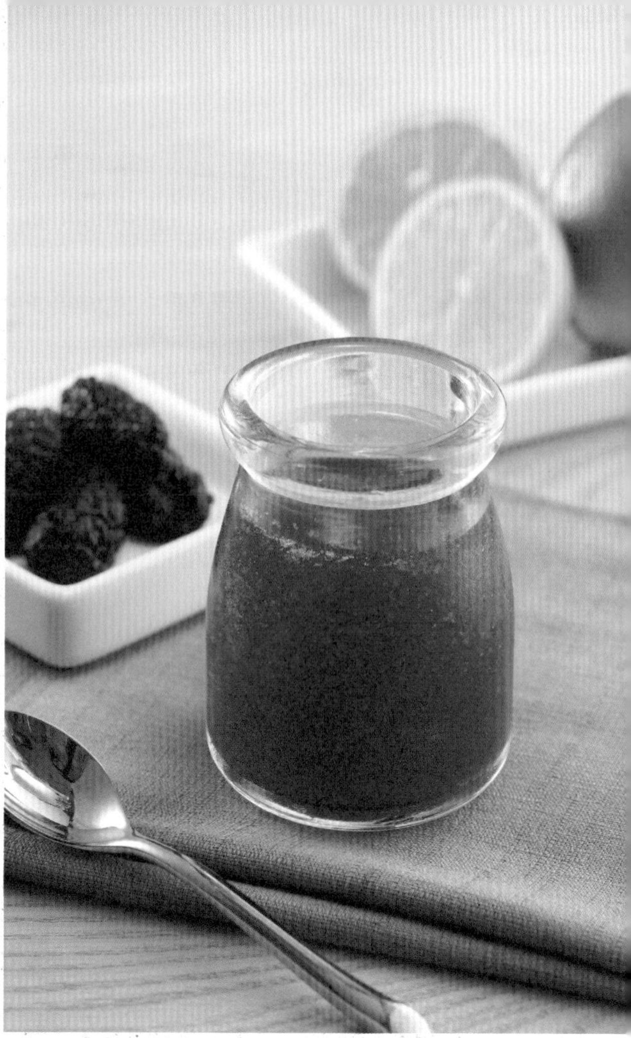

植化素
對症叮嚀

- 甜菜根含甜菜鹼和葉酸，桑椹含18種天然氨基酸，檸檬含檸檬酸烯能排出廢物。
- 甜菜根和桑椹含有孕婦最需補充的鈣和鐵，並有助消化，避免便秘。加上檸檬含檸檬酸，可增加鈣質的吸收，對孕婦非常好。

【甜菜根果凍】

材料（2杯）：

甜菜根30g、桑椹30g、檸檬10g、天然桑椹汁200cc、寒天粉7g、熱水400cc

作法：

❶ 將所有材料洗淨，和熱水放入營養調理機杯內，蓋緊蓋子。

❷ 按下精力湯鍵，再按START鍵。

❸ 分裝進容器，待涼後再放入冰箱，靜置20分鐘後即可食用。

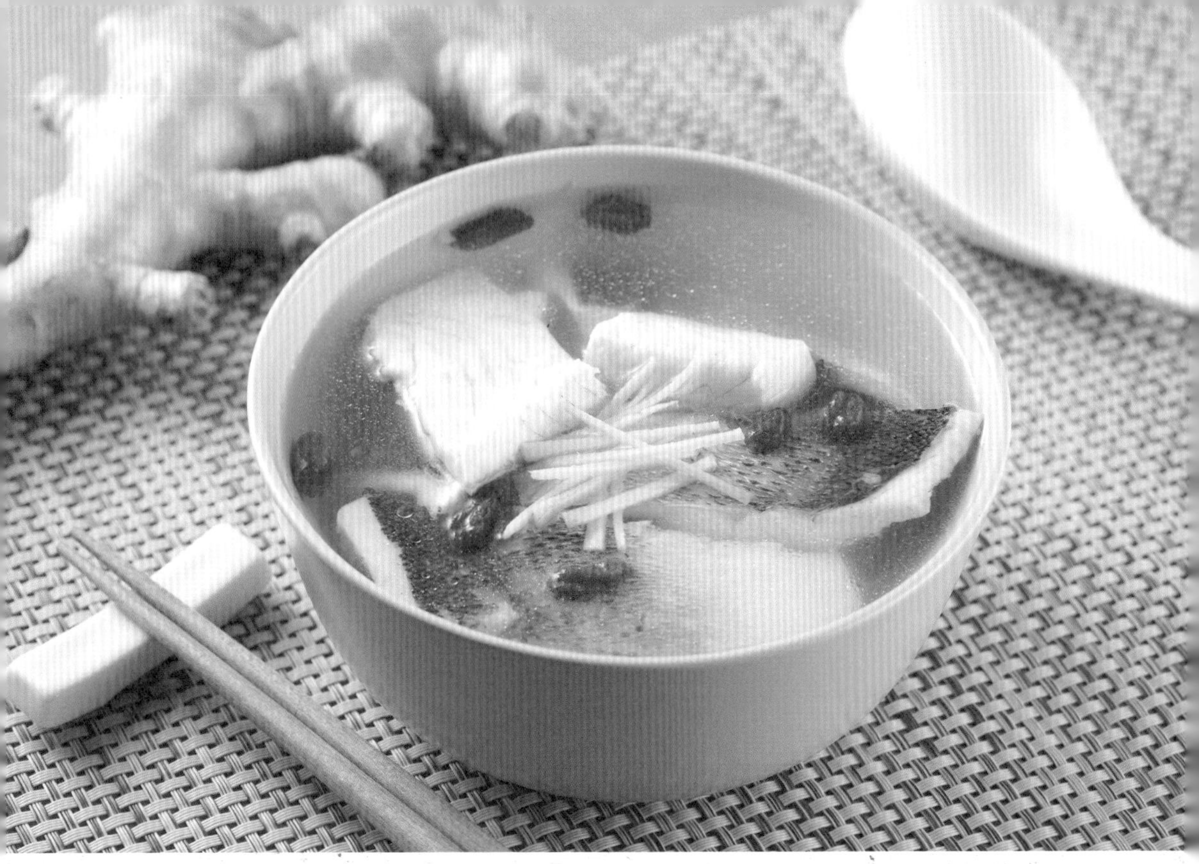

【安產鮮魚湯】

材料❶：薑20g、黃金三寶粉 1匙、好水200c

材料❷：鱸魚300g、薑絲10g、枸杞20g、好水800cc、海鹽適量

作法：

❶ 先將**材料❶**放入營養調理機杯內，蓋緊蓋子，按下醬汁鍵，再按START鍵。

❷ 鱸魚先切塊，再將**材料❶**當高湯，與薑絲、好水倒入鍋中。

❸ 全部滾開後，再加入海鹽和枸杞，即可關火食用。

植化素對症叮嚀

・鱸魚含有豐富的DHA，能促進寶寶的腦部發育；此外，魚肉中的特殊脂肪酸能防止早產，讓寶寶的體重足夠，幫助未來的發育成長。

・薑含生薑醇和薑烯酚，能改善惱人的孕吐。

【更年期調養】——好食物能排毒，保有魅力女人味

健康案例

五十多歲的趙女士更年期症狀嚴重，特別是熱潮紅問題讓她的體溫一直很高，連冬天都得開冷氣散熱。由於更年期的女性已無法透過月經排毒，因此我先用食物為她排毒並淨化身體，待排出毒素後，再改變飲食內容。約三個多月就有明顯改善，體溫也不再一直偏高，熱潮紅症狀也改善許多。

四十五～六十歲左右的婦女，一旦卵巢功能衰退，缺乏荷爾蒙的刺激，子宮內膜就不會再有週期性的變化剝落，導致月經停止，這就是所謂的「停經」或「更年期」。雖然每個人的體質各異，身體反應也不盡相同，但是當卵巢功能衰退，雌激素和黃體素的分泌逐漸減少時，就容易引起許多身心不適的症狀。

說起來女性雖然因為月經讓生活帶來一些不便，但是，月經也等於是身體自動進行週期性的排毒，讓女性較不容易罹患心血管疾病。不過，一旦停經後，身體無法透過經期排出毒素，造成毒素累積，罹患癌症和心血管疾病的機率也大幅增加。

▼吃對食物，可改善更年期五大症狀

❶ **卵巢功能衰退，雌激素分泌減少，導致熱潮紅、盜汗、心悸、掉髮、情緒起伏大者**，可多補充含天然植物性雌激素的食物，如：黃豆、薏仁、綠豆、山藥、豆腐、芹菜、全穀類、牛蒡等。

❷ **新陳代謝變差，導致脂肪容易積聚，身體發胖者**，可多吃蔬果及低脂高纖食物，少吃高溫油炸物。

❸ **身體的膠原蛋白會大量流失，導致頻尿、背痛、關節痛、胸部及組織萎縮、皮膚出現皺紋者**，可多吃白木耳、黑木耳、雞腳、豬腳、鮟鱇魚、曼波魚等。

❹ **鈣及鐵質大量流失，導致骨質疏鬆、失眠、頭暈眼花、煩躁健忘者**，可多補充小魚乾、黑芝麻、黃豆、豆腐、海帶、蝦子、檸檬、鳳梨、桑椹等含鈣量高的食物。此外，紅肉、肝臟、貝類、雞蛋、豆類、綠葉蔬菜、黑木耳、全穀類等含鐵食物也可多吃。**特別是黑芝麻、桑椹及甜菜根因同時含鈣與鐵，可多攝取。**

❺ **血中膽固醇容易增高，導致血管硬化，引發心血管疾病**，可多吃維生素E，是天然的抗氧化劑，其他像是十字花科的蔬菜，如：花椰菜、包心菜、高麗菜等，因含芥蘭素，能幫助體內雌激素代謝，亦可多吃。

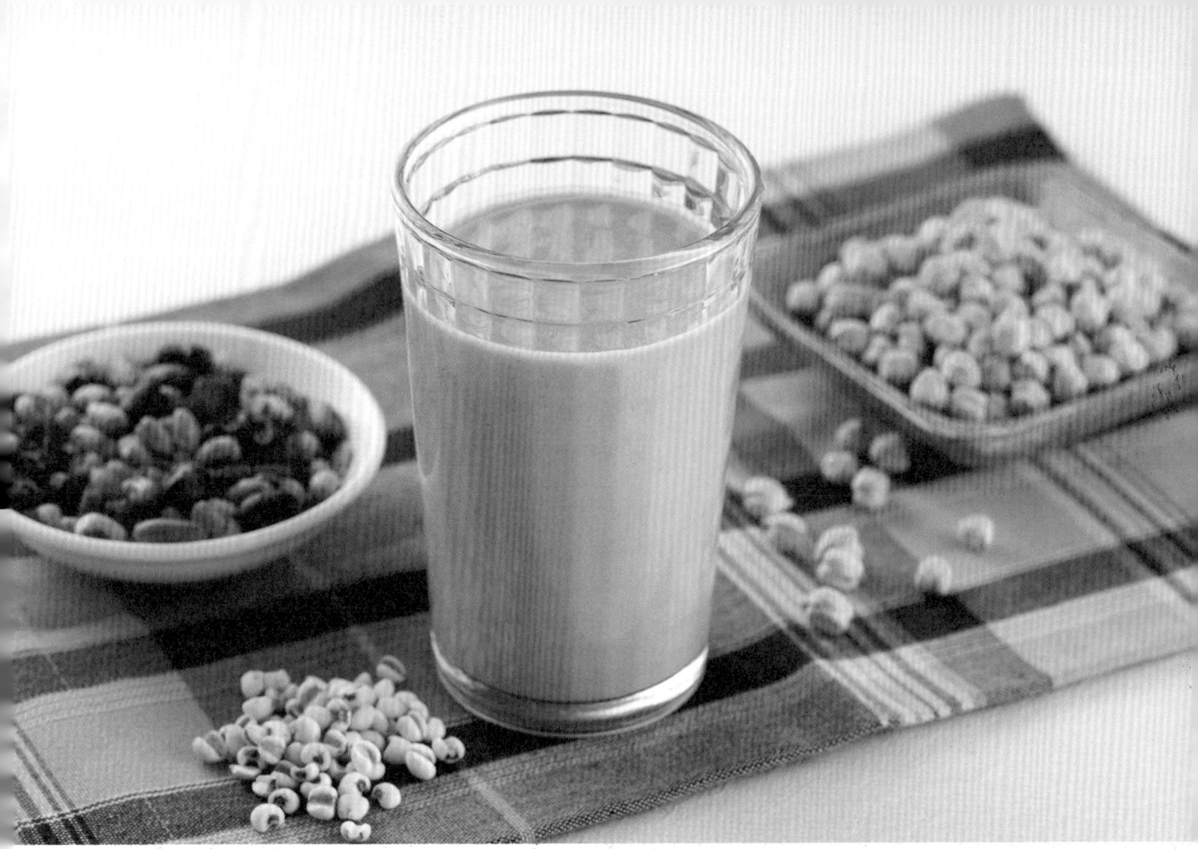

【逆齡黃豆漿】

材料（2杯）：

黃豆10g、埃及豆20g、薏仁20g、糙米10g、黑芝麻10g、綜合堅果2匙、黃金三寶粉2匙、熱水800cc

作法：

❶ 將所有材料洗淨（免浸泡），和熱水放入營養調理機杯內，蓋緊蓋子。

❷ 按下豆漿鍵，再按START鍵。

植化素對症叮嚀

- 黃豆、埃及豆及薏仁含豐富的植物性雌激素，能促進荷爾蒙分泌。
- 黑芝麻含豐富的鈣，加上黃金三寶粉中的大豆卵磷脂含有亞麻仁油酸和小麥胚芽，能改善更年期的熱潮紅、夜汗和陰道乾燥等症狀。

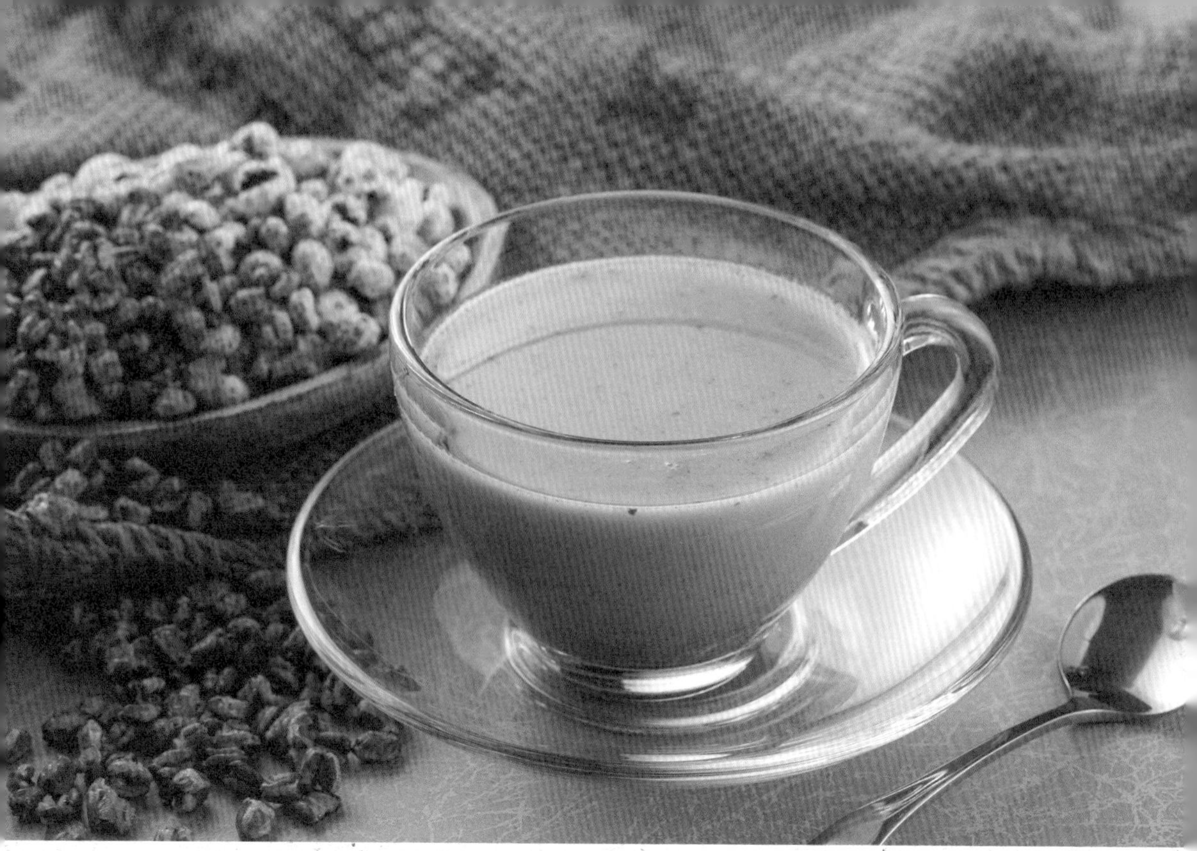

【黑糖蕎麥薏仁漿】

材料（2杯）：

黑糖蕎麥60g、糙薏仁60g、黃金三寶粉1匙、熱水800cc

作法：

❶ 將所有材料和熱水放入營養調理機杯內，蓋緊蓋子。

❷ 按下豆漿鍵，再按START鍵。

植化素對症叮嚀

- 蕎麥含芸香素能有效控制血糖，因為更年期女性有時特別喜歡吃甜的，所以選用黑糖蕎麥剛好可以滿足口感，又能預防更年期時容易發生的三高。
- 糙薏仁含薏苡素可降低膽固醇，同時幫忙排出體內毒素。

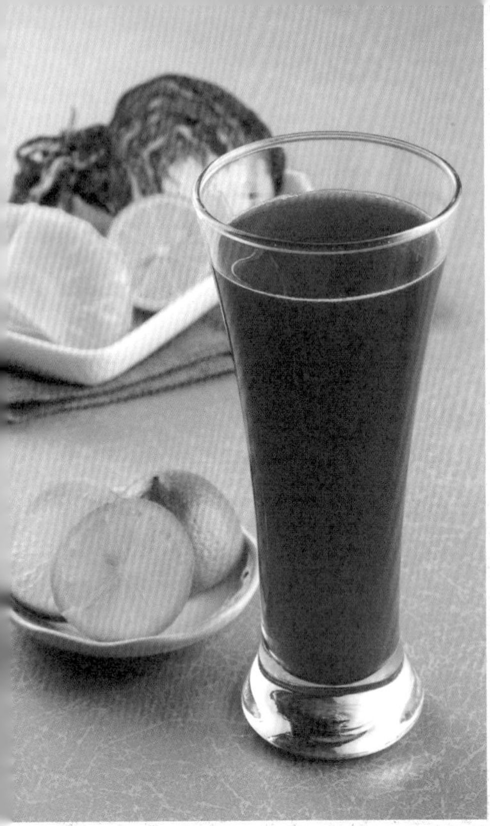

【熟女不敗蔬果汁】

材料（2杯）：

紫高麗30g、鳳梨100g、檸檬20g、桑椹汁50cc、黃金三寶粉2匙、好水500cc

作法：

❶ 將所有材料洗淨，和好水放入營養調理機杯內，蓋緊蓋子。

❷ 按下精力湯鍵，再按START鍵。

植化素對症叮嚀

- 桑椹含豐富的鐵，能改善骨質疏鬆、失眠、頭暈眼花、煩躁健忘等更年期症狀。
- 紫高麗含蛋白質、脂質和多種維他命，能促進腸道蠕動，降低膽固醇，預防皮膚過敏。

【紅棗雙耳露】

材料（2碗）：

黑木耳10g、白木耳10g、紅棗10g、枸杞10g、黑糖適量、黃金三寶粉2匙、熱水800cc

作法：

❶ 將木耳浸泡約20分鐘後，和熱水及其他材料放入營養調理機杯內，蓋緊蓋子。

❷ 按下濃湯鍵，再按START鍵。

植化素對症叮嚀

- 黑木耳含豐富鐵質；白木耳含蛋白質、胺基酸、膠質及膳食纖維，兩者皆可支撐骨架，預防骨質疏鬆。

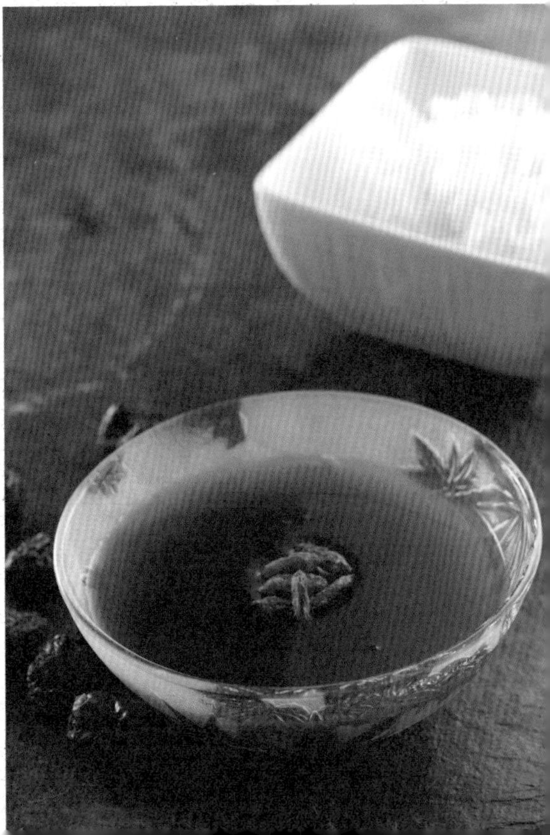

【便秘】——多吃好菌和纖維，改善腸道環境

健康案例

當體內有過多毒素時，就會影響器官運作。三十多歲的蘇小姐長期深受嚴重的便秘困擾，就算吃大量蔬果也不見好轉，因此身體累積了許多毒素，連受孕都很困難。我建議她先透過天然食物為身體排毒，將體內的毒素排出後，再徹底的改變飲食內容。半年後，不但解決便秘問題，也成功受孕了。

相信許多人都有便秘的經驗，現代人因為飲食習慣過於精緻化、多油脂、少纖維，再加上運動量少、工作繁忙、壓力大，排便不順的人越來越多。便秘真的不能輕忽，許多重大疾病都是由便祕引起，通常只要排便次數明顯減少，每二～三天或更久才排便一次、糞質乾硬等，就算便秘。

事實上，便秘代表身體已經亮起紅燈，發出警訊，只要排便異常造成宿便累積，體內的毒素便無法徹底排除。這些毒素會通過腸壁，重新被吸收至血液中，再回流到肝臟，增加肝臟解毒的壓力，形成所謂的「自我中毒」現象。

▼便秘代表毒素累積，更是重大疾病的前兆

由於腸道是體內最大的免疫器官，七十％的淋巴都分佈在腸道，一旦便**秘就會導致腸道累積毒素，讓毒素通過血液帶到全身，使身體機能下降，**體內廢物積聚，最後就是引起腫瘤、大腸癌、腸胃炎、肝病等各式疾病。

君君老師這樣說

吃對食物能改善腸內環境，預防便秘

水分不足，就容易便秘，除了多喝水外，亦可在起床時先喝一杯300cc的溫開水，刺激腸胃蠕動。此外，下列表格中列出的食物，皆有助於排便，不妨多吃。

可攝取的營養素	適合多吃的食物
發酵食品	納豆、味噌及啤酒酵母，皆有整腸效果，改善腸內環境。
益生菌和酵素	好的菌種能讓腸道的好菌變多，酵素可提升腸道免疫力。
食物纖維	穀類、水果及蔬菜，皆含有豐富的纖維，是最天然的通便劑。
水溶性纖維	昆布、海藻、玉米、蘋果、芝麻及亞麻籽，可刺激胰液和膽汁的分泌量及酵素量，進而促進小腸內的細胞活化，提升肝腎機能。

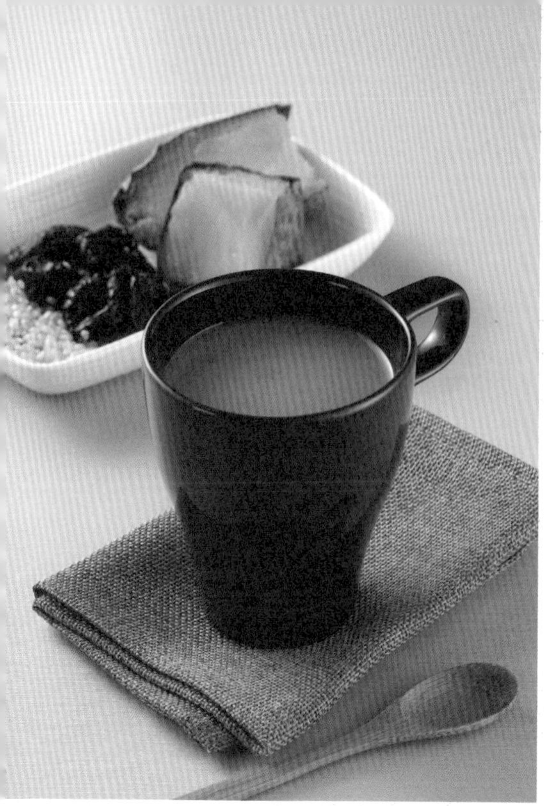

【黃金地瓜漿】

材料（2杯）：

熟地瓜200g、糙米20g、低溫烘焙糙薏仁20g、核桃20g、黃金三寶粉2匙、熱水800cc

作法：

❶ 將所有材料洗淨，和熱水放入營養調理機杯內，蓋緊蓋子。

❷ 按下豆漿鍵，再按START鍵。

植化素對症叮嚀

・地瓜含大量膠原及黏液多醣類物質，可去除多餘脂肪，維持血管壁的彈性，預防動脈硬化。

【黑棗木耳露】

材料（2杯）：

黑木耳20g、黑棗8粒、黃金三寶粉2匙、蜂蜜適量、熱水800cc

作法：

❶ 將所有材料洗淨，和熱水放入營養調理機杯內，蓋緊蓋子。

❷ 按下濃湯鍵，再按START鍵。

植化素對症叮嚀

・黑木耳含有纖維素、果膠等食用纖維，可促進胃腸蠕動，幫助排便。

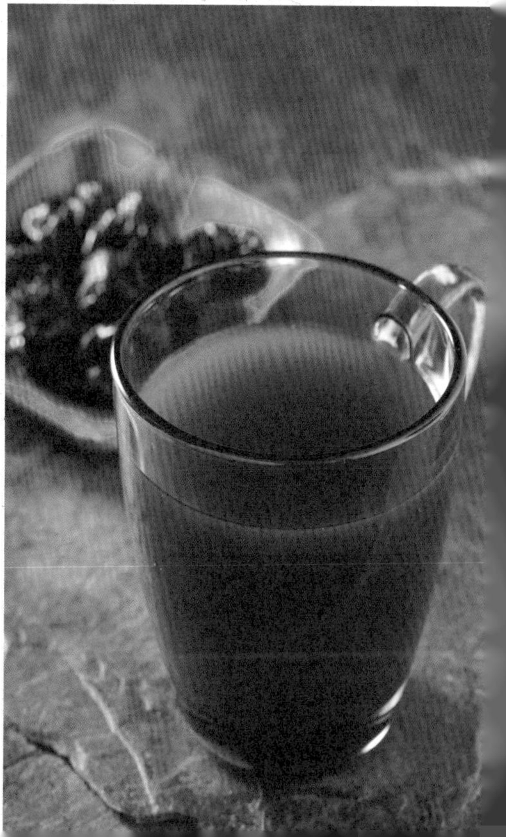

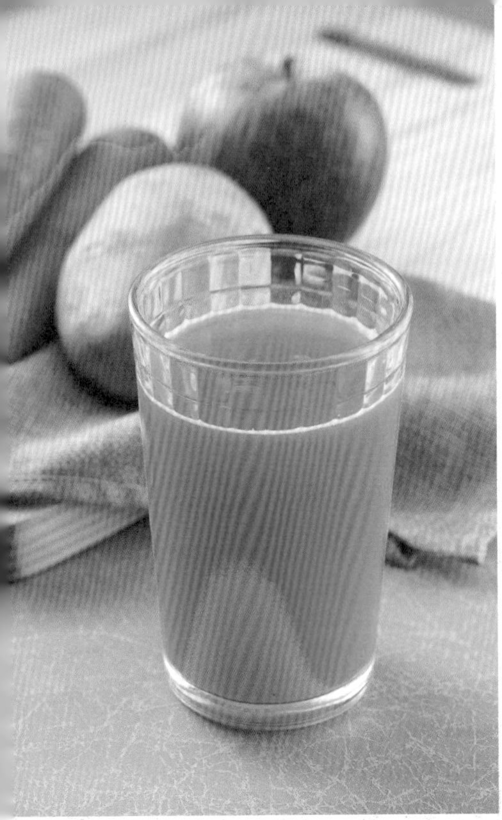

【馬鈴薯蘋果汁】

材料（2杯）：

馬鈴薯100g、蘋果200g、胡蘿蔔50g、鳳梨100g、蜂蜜適量、黃金三寶粉2匙、好水500cc

作法：

❶ 將所有材料洗淨，和好水放入營養調理機杯內，蓋緊蓋子。

❷ 按下精力湯鍵，再按START鍵。

植化素對症叮嚀

・馬鈴薯含膳食纖維，可促進腸胃蠕動，打成蔬果精力湯後容易入口，咀嚼力較弱的老人和小孩都可飲用。

【高纖香蕉優酪乳】

材料（2杯）：

香蕉1條、蘋果半個、優酪乳200cc、黃金三寶粉2匙、蜂蜜30cc、好水 300cc

作法：

❶ 將所有材料洗淨，和好水放入營養調理機杯內，蓋緊蓋子。

❷ 按下精力湯鍵，再按START鍵。

植化素對症叮嚀

・香蕉含有豐富的膳食纖維和糖分；蘋果含有水溶性纖維和果膠，可保護腸壁，潤腸通便。

・優酪乳可增加腸道好菌，預防便秘。

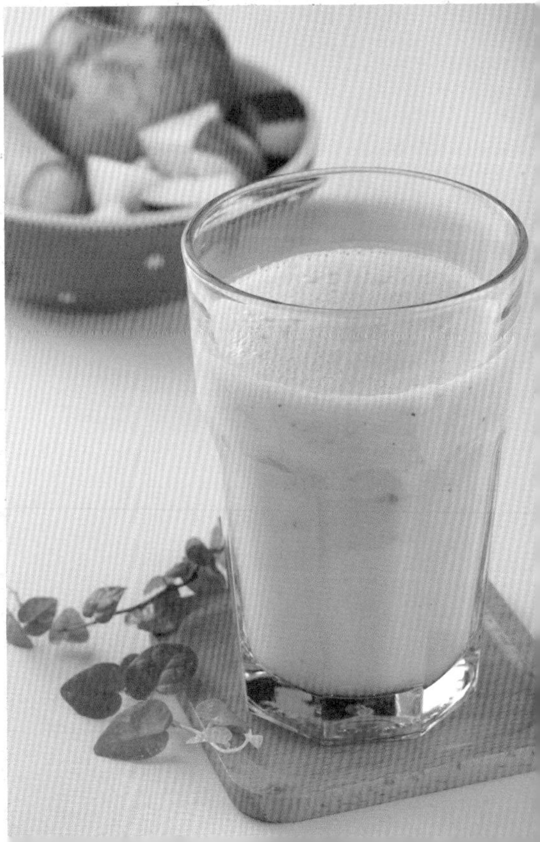

【胃痛】——多吃木耳、山藥，提升胃消化功能

健康案例

五十多歲的高小姐因身處補教業，工作壓力非常大，三餐也不正常，年輕時就有胃食道逆流的困擾，後來還得到胃潰瘍，開刀後甚至暴瘦到三十幾公斤。她因為擔心是胃癌而求助於我，透過幾次的排毒，同時搭配食療，半年後終於開始慢慢好轉，胃功能逐漸回復，最重要的是，胃食道逆流的症狀也改善了。

研究指出，蔬果進到胃裡需要三十分鐘的消化時間，白肉需要四小時，紅肉則需要六小時。現代人天天大魚大肉，長期囤積未消化完全的食物，難怪會胃痛。

很多人以為只要是發生在「腹部」的疼痛就是胃痛，其實這是錯誤的觀念，因為腹部包含許多消化器官，必須先確認是腹部的哪一個區塊不舒服，才能對症下藥，避免病急亂投醫。「胃」是消化系統的第一道門，胃功能一旦失常，就無法將吞下肚的食物絞碎成乳糜狀，小腸將吸收不到養分，連帶影響健康。此外，當胃的工作量加重時，食物也會來不及被消化。

▼山藥、木耳助消化；鳳梨及薑湯更能排除脹氣

如果想改善胃的消化功能，我建議大家多吃山藥、黑木耳、白木耳、高麗菜、青江菜及白蘿蔔，因為這些食物都具有一層黏膜，有修補組織的功能。此外，很多人常有的脹氣問題，其實只要多吃鳳梨、木瓜或喝薑湯，就能有效舒緩不適。

君君老師這樣說

吃對好食物，胃部自然健康

❶ **補充含omega-3的好油**：如亞麻籽油、苦茶油、冷壓芝麻油、葵花油、紫蘇油，可保護胃黏膜。

❷ **多吃含omega-3的種子**：如芝麻、核桃、亞麻籽、葵瓜子等，對胃部很好。

❸ **多吃含維生素U的食物**：如高麗菜、萵苣、紫蘇、蘆筍、西芹、山藥等，保護胃部。

❹ **補充膠原蛋白**：如白或黑木耳、鮟鱇魚、曼波魚等，有益胃部。

❺ **多吃含維生素A的食物**：如海藻類、胡蘿蔔、南瓜、菠菜等，可保護胃壁。

❻ **多吃可抑制幽門桿菌的食物**：如多酚類、蜂膠、含omega-3的好油、可可等。

❼ **多吃健胃整腸的食物**：如木瓜、蘋果、山藥、地瓜、高麗菜、優酪乳、青江菜、白蘿蔔等。

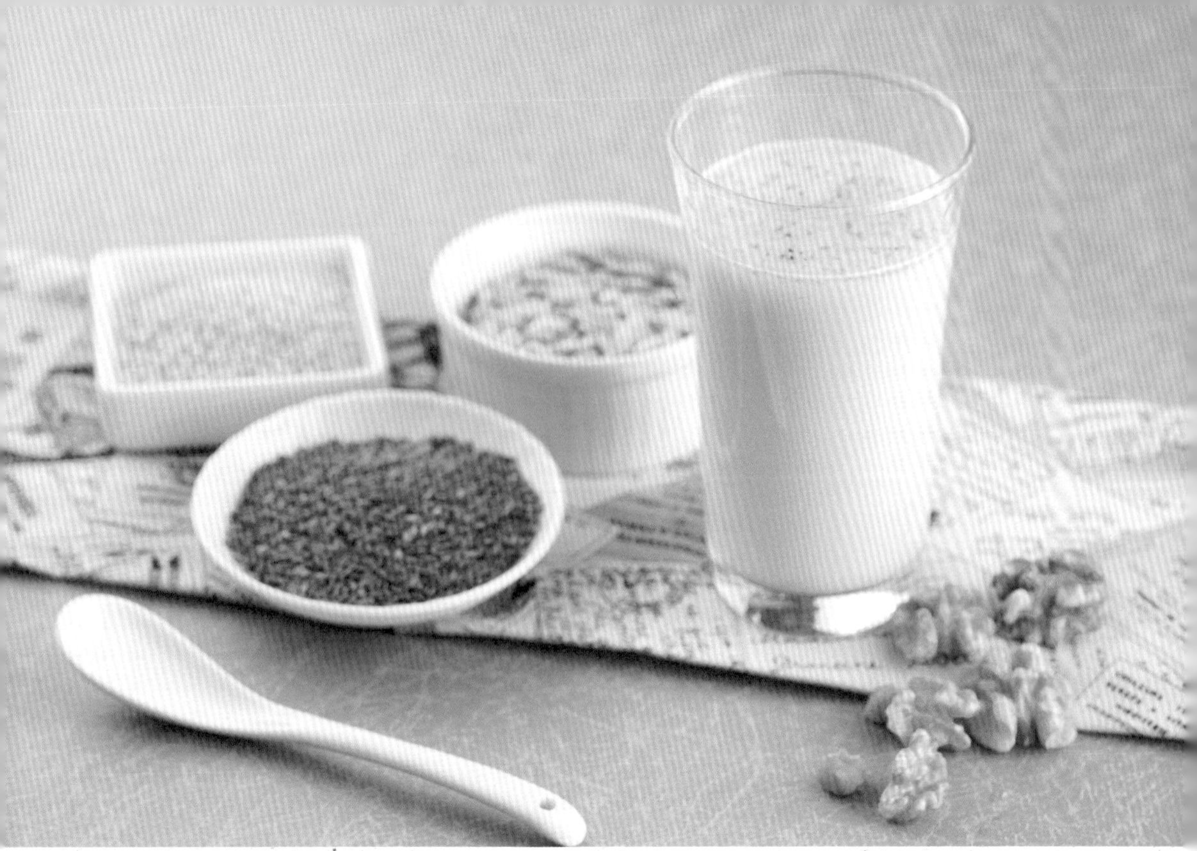

【好消化小米漿】

材料（2杯）：

小米20g、亞麻籽20g、核桃30g、葵瓜子20g、黃金三寶粉2匙、熱水800cc

作法：

❶ 將所有材料洗淨（免浸泡），和熱水放入營養調理機杯內，蓋緊蓋子。

❷ 按下豆漿鍵，再按START鍵。

植化素對症叮嚀

- 核桃、亞麻籽及葵瓜子均含豐富的omega-3脂肪酸，能保護胃黏膜。
- 小米含有胡蘿蔔素及維他命A、E等營養素，能保護胃壁，促進胃黏膜的修復。

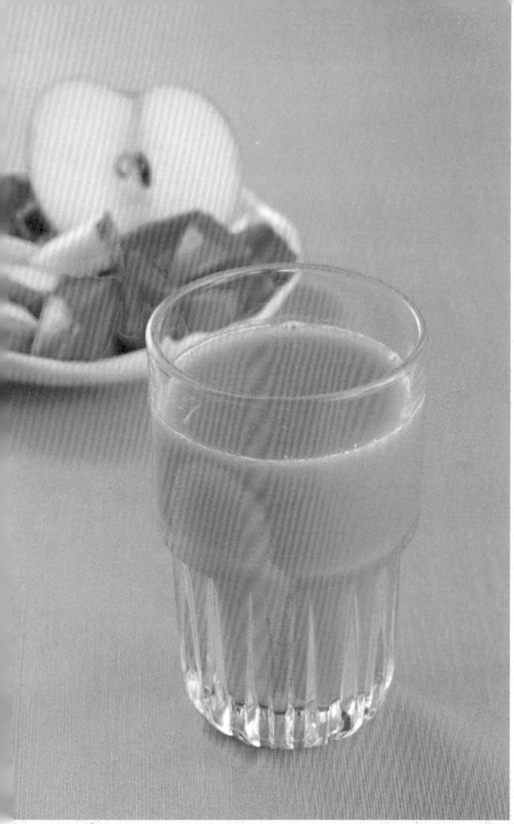

【蘋果木瓜優酪乳】

● **材料（2杯）：**

蘋果50g、木瓜200g、蜂蜜適量、黃金三寶粉2匙、優酪乳200cc、好水300cc

● **作法：**

❶ 將所有材料洗淨，和好水放入營養調理機杯內，蓋緊蓋子。

❷ 按下精力湯鍵，再按START鍵。

植化素對症叮嚀

・蘋果含膳食纖維，能促進腸胃蠕動。

・木瓜有豐富的β-胡蘿蔔素，能有效修復受傷黏膜，維生素C含量也很高，有助於消化人體內難以吸收的肉類，防止胃潰瘍。

【護胃精力湯】

● **材料（2杯）：**

木瓜250g、高麗菜30g、黃金三寶粉1匙、蜂蜜適量、好水500cc

● **作法：**

❶ 將所有材料洗淨，和好水放入營養調理機杯內，蓋緊蓋子。

❷ 按下精力湯鍵，再按START鍵。

植化素對症叮嚀

・高麗菜含多種維生素U及鐵、鈣和鈉等礦物質，能改善腸胃不佳、便秘、食慾不振等症狀。搭配富含酵素纖維的木瓜打成汁，可促進腸胃蠕動。

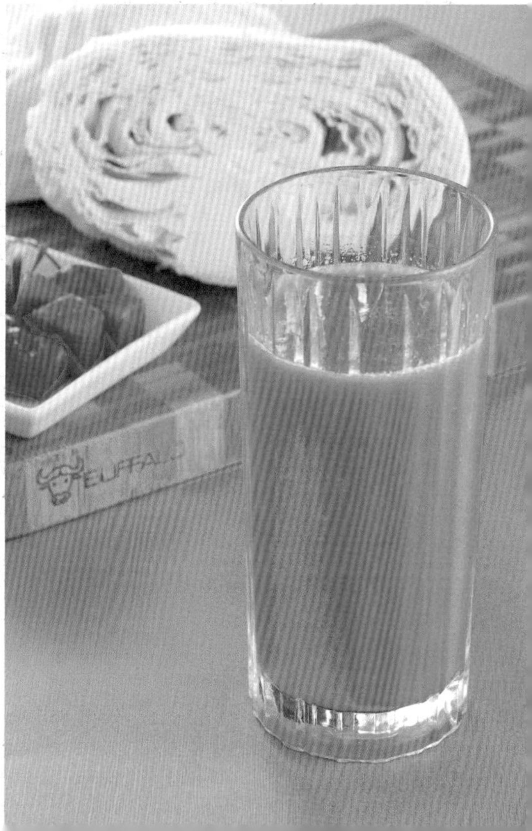

【骨質疏鬆】——多吃鈣質和膠原蛋白，強化骨質

健康案例

補鈣其實不見得只能靠維他命，五十歲的詹太太有非常嚴重的骨質疏鬆問題，骨質密度更小於標準值許多，完全無法隨意活動，一不小心就容易受傷。因為吃了許多維他命長期補鈣也不見好轉，透過介紹，她求助於我的幫忙。由於她的情況嚴重，因此我先用大量天然食物為她補充鈣質並進行排毒，終於將骨質密度調為正常。現在，終於可以蹲下及散步走動了。

大家或許會納悶，明明從小開始喝牛奶，為什麼老了還會缺鈣呢？其實，「鈣」雖然是人體內非常重要的元素，但是大多數人並不清楚自己需要「補鈣」還是「缺鈣」。主要是因為身體對鈣的吸收非常有限，需要常補充，否則攝取的鈣很容易會經由汗水、尿液或糞便排出。一旦補充的速度趕不上流失的速度，體內就會缺乏鈣質。

只要骨質變脆弱，便會增加骨折的可能性。研究也指出，**很多人的失眠問題是由「缺鈣」引起的，導致全身肌肉緊繃、神經緊張及情緒興奮，才會睡不著。**除了多運動，多吃好食物外，還要搭配正確的生活作息，才是確保骨本的健康之道。

▼芝麻、白木耳，是最天然的補鈣食材

鈣質除了會自然流失外，生活壓力大、吃過多加工食品等，也會讓體內的鈣不足。一旦忽略補給，就會形成惡性循環，導致「骨質疏鬆症」。

這裡所說的「補給」，除了補充「鈣質」外，還需要「膠原蛋白」。就像蓋房子需要鋼筋和水泥，膠原蛋白就好比鋼筋，鈣等同水泥，兩者缺一不可。

因此，在食物方面，我常用芝麻、洋蔥及豆腐皮入菜，能幫助補充鈣質，而白木耳更有「天然燕窩」的美名，含有豐富膠原蛋白，最適合與白芝麻合打成汁，幫助強健骨質。

君君老師這樣說

養成五個好習慣，為自己存骨本

1. 定期用天然好食物為身體排毒，維持乾淨的體內環境。
2. 多攝取蔬果，含鈣食物不妨多吃。
3. 養成運動習慣，**如散步、快走、爬山等**，可增加骨質密度。
4. 每天曬太陽20分鐘，有利於維生素D的合成，促進鈣質吸收。
5. **孩子睡前可喝杯高鈣飲品**，除了助眠，也有助於生長發育。

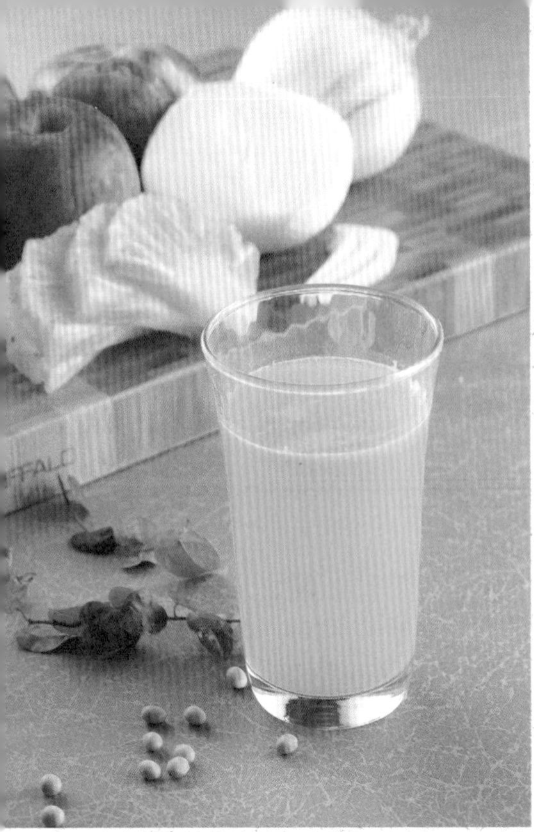

【健骨蔬果漿】

材料（2杯）：

蘋果1顆、鳳梨200g、洋蔥10g、黃金三寶粉2匙、蜂蜜30cc、豆漿500cc

作法：

❶ 將所有材料洗淨，和豆漿放入營養調理機杯內，蓋緊蓋子。

❷ 按下精力湯鍵，再按START鍵。

植化素對症叮嚀

・洋蔥有大量鈣質及特殊化合物，能抑制骨質流失；鳳梨含有錳，可加強鈣質的吸收，促進肌肉發展。

【銀耳芝麻露】

材料（2杯）：

白木耳20g、白芝麻20g、黃金三寶粉2匙、冬瓜糖塊適量、熱水800cc

作法：

❶ 將所有材料洗淨，和熱水放入營養調理機杯內，蓋緊蓋子。

❷ 按下濃湯鍵，再按START鍵。

植化素對症叮嚀

・白木耳有「天然燕窩」之稱，含豐富的膠原蛋白，能幫助支撐骨架；白芝麻則含豐富鈣質，與白木耳搭配打汁，效果更好。

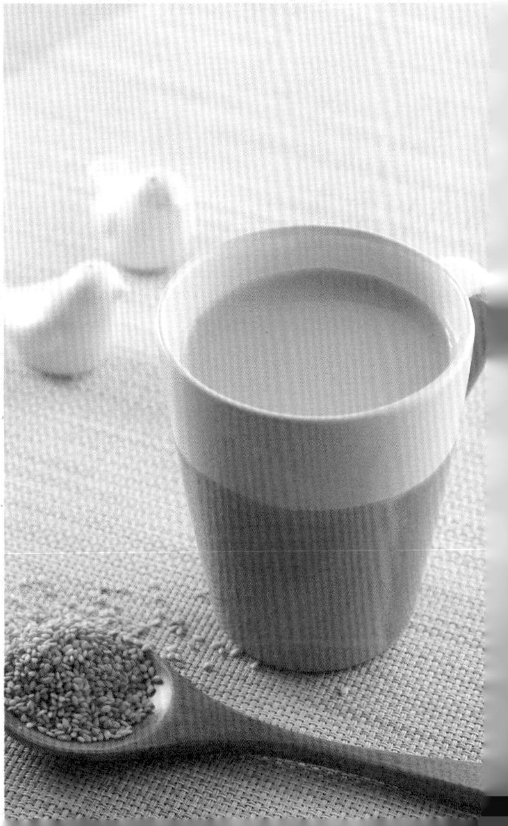

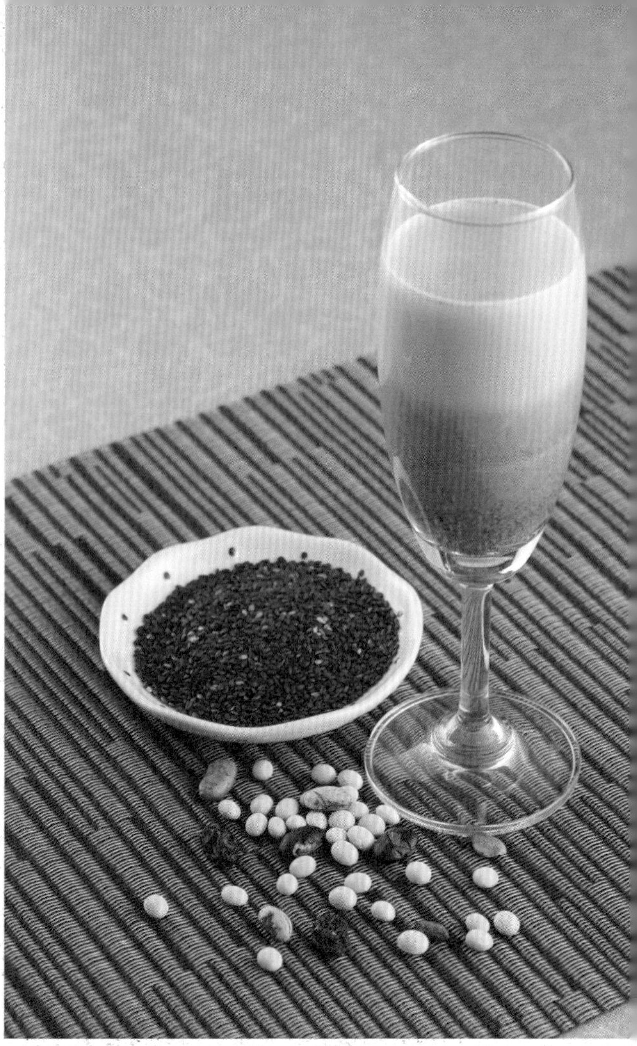

植化素
對症叮嚀

- 黑芝麻含鈣量最高，每100克含200毫克的鈣，同時含大量脂肪和蛋白質，及糖類、維生素A、維生素E、卵磷脂、鈣等營養成分，含鈣量更是牛奶的18倍，也比白芝麻高，素食者或不喝牛奶的人可多吃。
- 黃豆含大豆異黃酮素，黑芝麻含木質素，皆可幫助鈣質吸收。

【高鈣黑芝麻豆漿】

材料（2杯）：

黃豆30g、黑芝麻30g、綜合堅果1匙、黃金三寶粉1匙、熱水500cc

作法：

❶ 將所有材料洗淨（免浸泡），和熱水放入營養調理機杯內，蓋緊蓋子。

❷ 按下豆漿鍵，再按START鍵。

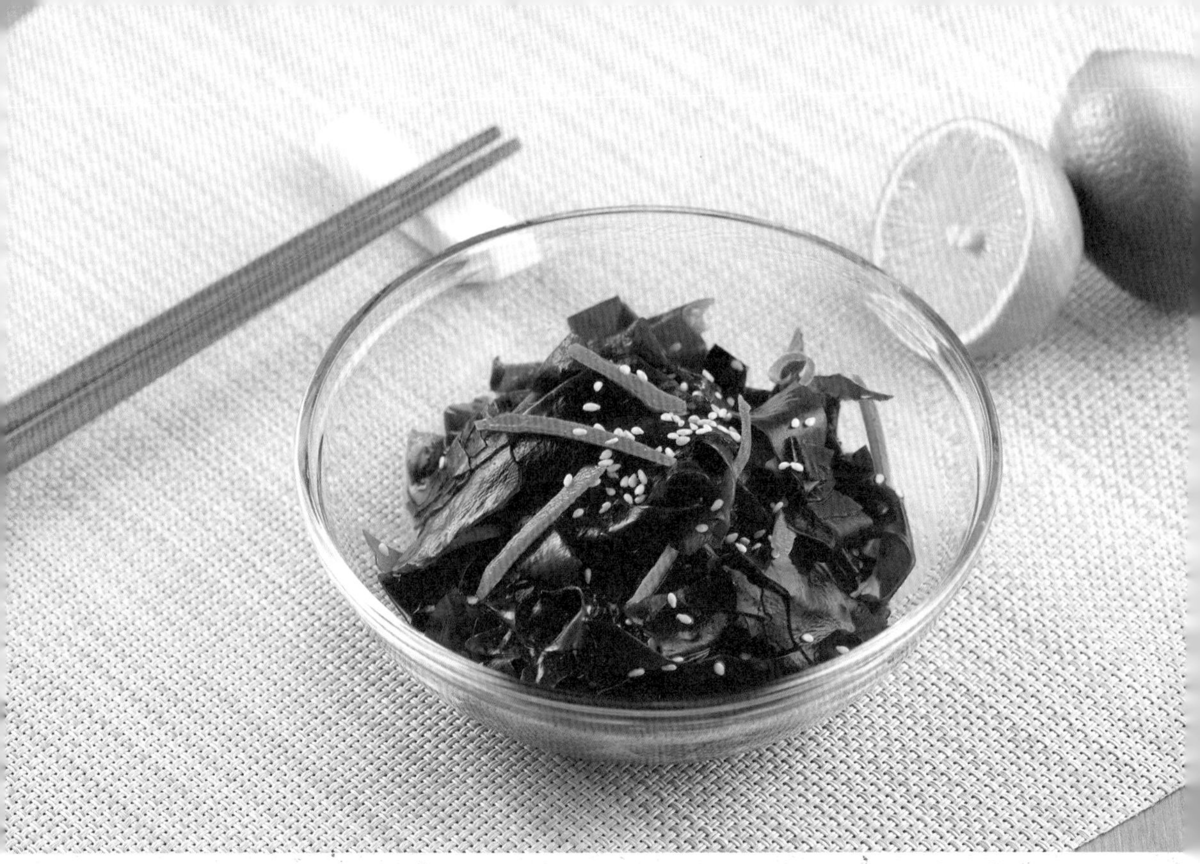

【高鈣涼拌菜】

- **材料❶**：檸檬（含皮和籽）1顆、糙米醋10cc、大蒜10g、醬油膏適量、好水100cc
- **材料❷**：海帶芽30克、胡蘿蔔絲及白芝麻粒適量、白芝麻油少許
- **作法**：

❶ 海帶芽用冷水浸泡3～5分鐘；胡蘿蔔切絲。

❷ 將**材料❶**放入營養調理機杯內，蓋緊蓋子，按下醬汁鍵，再按START鍵。

❸ 將海帶芽、胡蘿蔔絲、白芝麻油和**材料❶**的醬汁均勻攪拌，再灑上白芝麻粒即完成。

植化素對症叮嚀

・檸檬含檸檬酸烯和鈣，還擁有檸檬酸，能讓鈣質被完全吸收。若沒時間曬太陽，多吃檸檬也能補充維生素D。

【高血壓】——多喝西芹精力湯，有效預防動脈硬化

健康案例

別以為降壓藥一定要吃一輩子，像我就曾遇過一位高齡七十多歲的郭老先生，他服用降血壓藥長達十五年，原本他也認為自己這輩子大概得和高血壓相伴，必須一直吃藥。想不到展開排毒讓身體淨化後，再用食療搭配運動，只花了短短四個月的時間，就從藥物減量到完全不需服藥，血壓也開始正常了。讓他直呼自己很幸運，居然靠著改善飲食就能丟掉藥袋，找回健康。

每當天氣變冷或溫差太大時，因心血管疾病而就醫或死亡的人數便會增多。多數高血壓患者除了平時疏於控制血壓外，更多的原因是高血壓在剛發病時，通常沒有明顯症狀，很多人根本不知道自己的血壓過高，等到發生併發症，如腦中風、心肌梗塞、心臟衰竭、腎衰竭或視網膜出血時，才發現身體已遭受威脅。

引起高血壓的原因很多，治療方式也不盡相同。一般人認為只要血壓變高，就是高血壓，通常會開始就醫，服用降壓藥，以降低心肌梗塞或中風的機率。不過，降壓藥也有許多後遺症，嚴重時可能會導致肝受傷、陽萎、性無能或腎病。**如果想避免血**

壓飆升，「定期為身體排毒」與「正確飲食」是最好的降壓方式，能快速讓血液保持順暢，維持血壓穩定。

▼想治療高血壓，得從飲食及生活著手

發現自己有高血壓時，一定要先找出致病的原因，到底是因為血管阻塞、糖尿病、膽固醇過高、荷爾蒙失調，還是肥胖、工作壓力大、心臟病、腎臟有問題等，再調整生活習慣和飲食，否則吃再多藥也無法有效控制血壓。另外也提醒高血壓患者，就算因為進行食療而好轉，也不能貿然停藥，須配合醫生指示，待血壓下降或恢復正常穩定，才可完全停藥。

君君老師這樣說

西芹可抑制血管增生，讓血壓不再飆升

高血壓患者在飲食上需限鈉、低油，並增加鉀的攝取量，此外，也不能吸菸及喝酒，泡澡則要以半身浴為主，才能有效避免血壓上升，突然發病。

若血壓突然飆升，導致身體出現不適時，必須先趕緊就醫。經過治療後，**在食療方面我建議可以多喝降壓西芹精力湯（作法見P149），因為西芹中的木犀草素可抑制血管增生**，每天用2～3根打汁後喝下，效果非常好。

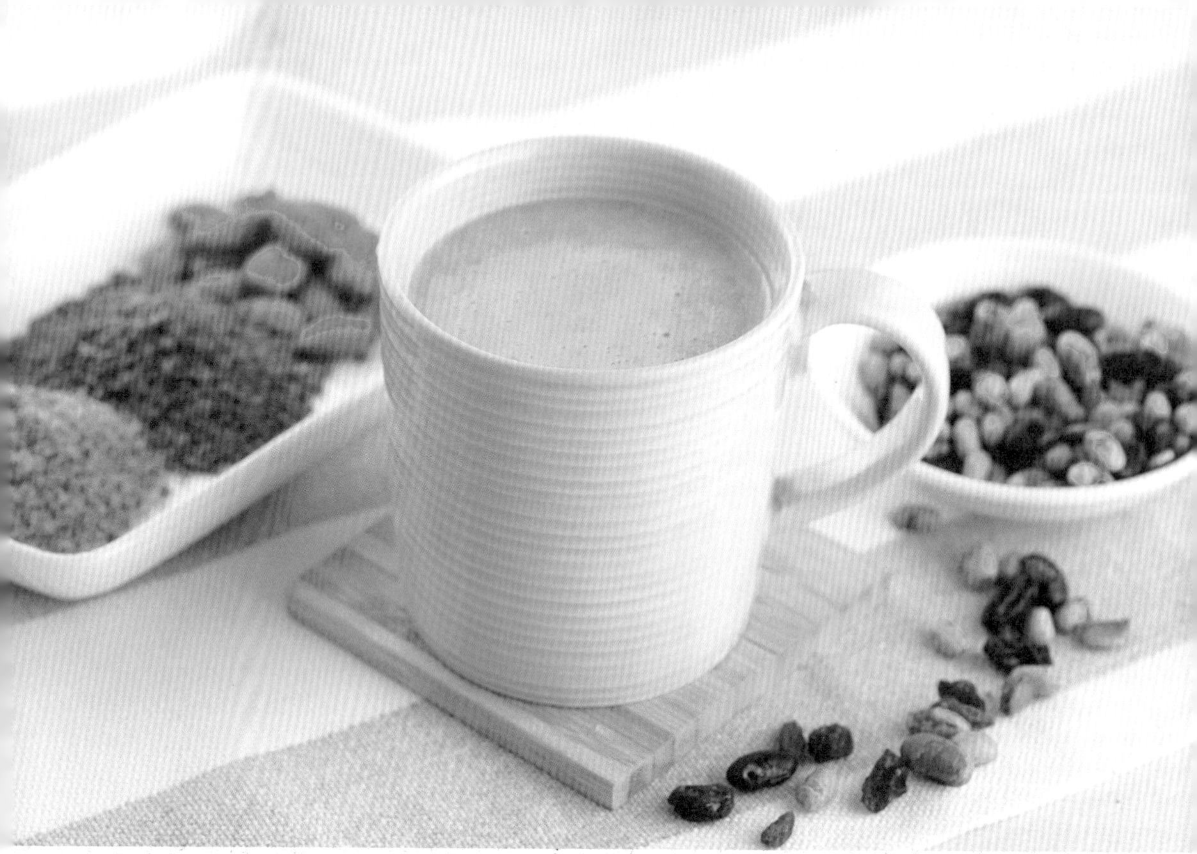

【清血燕麥漿】

材料（2杯）：

燕麥30g、杏仁30g、亞麻籽20g、綜合堅果2匙、黃金三寶粉2匙、熱水800cc

作法：

❶ 將所有材料洗淨，和熱水放入營養調理機杯內，蓋緊蓋子。

❷ 按下豆漿鍵，再按START鍵。

植化素對症叮嚀

・燕麥含膳食纖維，杏仁含扁桃苷，亞麻籽含木酚素，同時燕麥、杏仁、亞麻籽和堅果均含有豐富的維生素E，能促進血液循環，預防阻塞型中風。

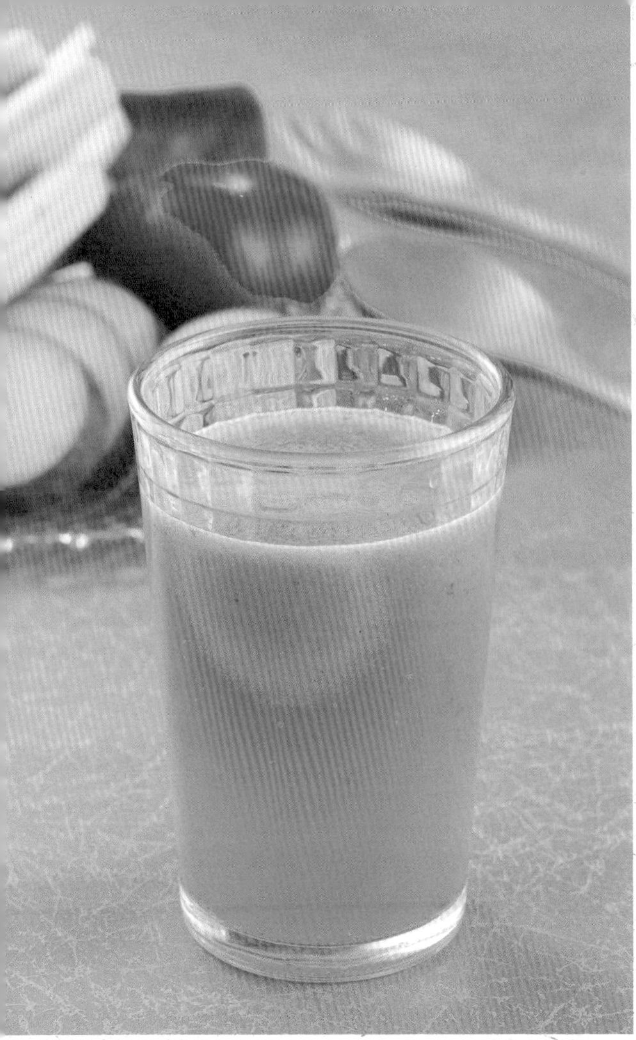

植化素
對症叮嚀

- 西芹含降血壓的笨酞成分，可讓動脈血管壁的肌肉組織放鬆，增加血流量，亦含有芹原因素，可擴張血管，降低血壓。
- 大黃瓜含有丙醇二酸，可抑制糖類食物轉化為脂肪，並降低膽固醇。
- 大番茄含380多種植化素，其中，茄紅素對心血管疾病及抗癌有很好的效用。
- 檸檬含檸檬黃素與檸檬苦素，能雙向調節血壓，避免血壓升高。

【降壓西芹精力湯】

材料（2杯）：

西芹200g、大黃瓜50g、大番茄1顆、檸檬1／4顆、鳳梨150g、黃金三寶粉2匙、好水500cc

作法：

❶ 將所有材料洗淨，和好水放入營養調理機杯內，蓋緊蓋子。

❷ 按下精力湯鍵，再按START鍵。

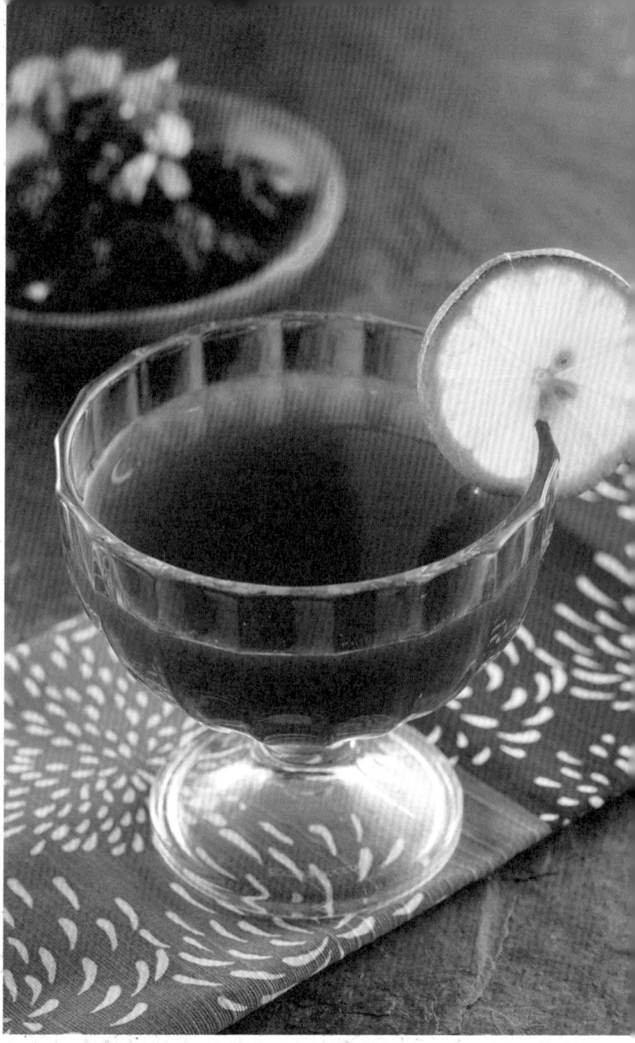

植化素
對症叮嚀

- 黑木耳含有豐富的植物蛋白，能降低血液黏稠度，有效預防或溶解血栓。此外，黑木耳中的滑嫩膠質含有酸性多醣體，是降膽固醇和血脂肪的好幫手。做過心導管手術的病人，若常吃黑木耳，不僅可預防動脈硬化，還能減少胸口鬱悶、疼痛等不適。
- 黑棗纖維含量高，可整腸清血，幫助降血壓。
- 檸檬含檸檬黃素與檸檬苦素，對心血管有很大幫助。

【檸檬黑木耳露】

材料（2杯）：

黑木耳20g、檸檬10g、黑棗6粒、黃金三寶粉2匙、熱水800cc

作法：

❶ 將黑木耳浸泡20分鐘後備用，再將其他材料洗淨，和熱水一起放入營養調理機杯內，蓋緊蓋子。

❷ 按下濃湯鍵，再按START鍵。

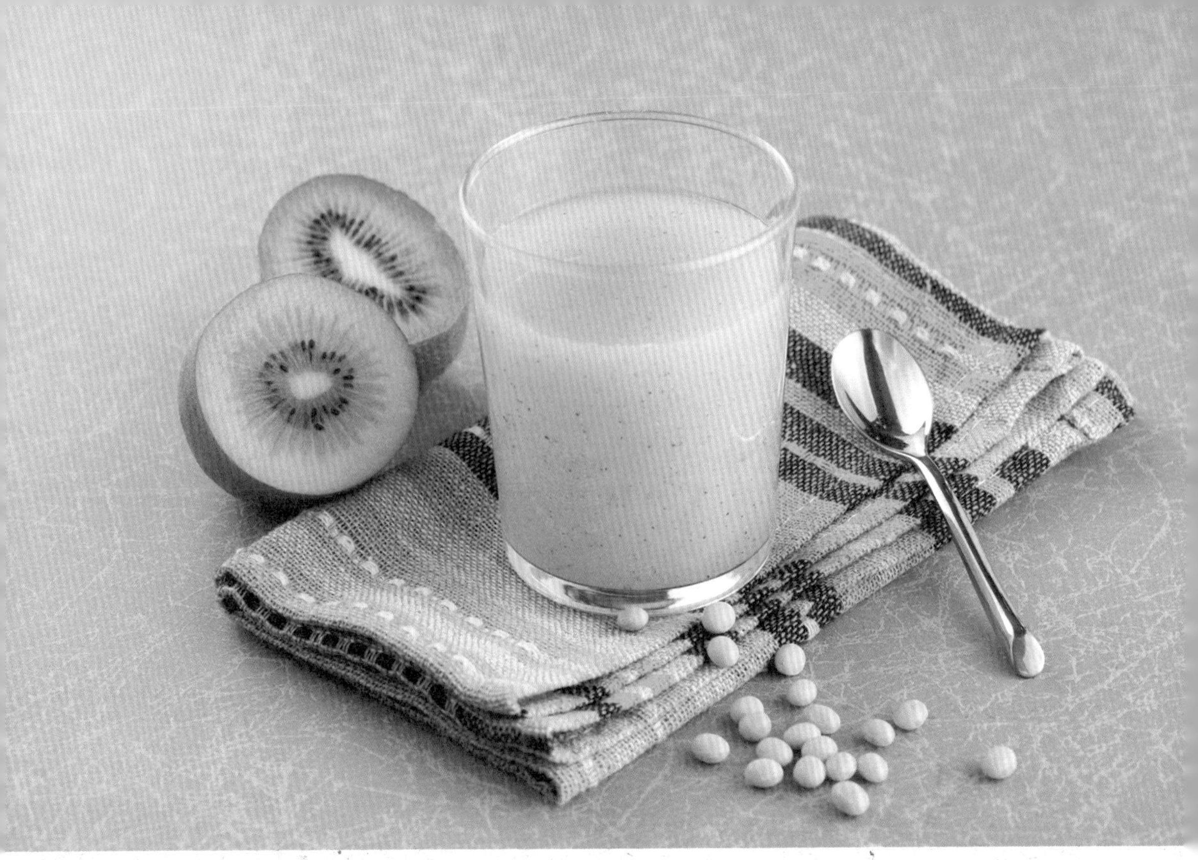

【奇異果豆漿】

材料（2杯）：

奇異果3粒、豆漿200cc、黃金三寶粉2匙、好水300cc

作法：

❶ 將所有材料洗淨，和豆漿放入營養調理機杯內，蓋緊蓋子。

❷ 按下精力湯鍵，再按START鍵。

植化素對症叮嚀

・奇異果含豐富的膳食纖維、鞣酸和含大量的維生素C；豆漿則含有大豆卵磷脂，兩者皆能增加血管壁彈性，幫助代謝膽固醇。

【腎臟病】——多喝水、少吃成藥，腎功能自然正常

健康案例

七十歲的林先生長期飽受攝護腺肥大的困擾，吃了十幾年的藥，連帶腎功能也變差，為了避免變成腎衰竭，醫生建議他要開始考慮洗腎，令他非常猶豫。當女兒帶著他來找我時，因為年紀大、體力較虛弱的緣故，無法馬上進行身體排毒，只能先透過食物改善，等體力變好後再開始排毒搭配食療。調理一陣子後，他的病情開始有起色，再加上吃對天然好食物，氣色越來越好。之後，在家人的悉心照料下，現在他的身體不但非常硬朗，也不用考慮洗腎了。

腎臟是體內最主要的「排泄器官」，具有三大功能，第一是「排泄」，將蛋白質代謝出的尿素、尿酸等廢物排出體外，維持血液的正常濃度；第二是「調節」，讓體內水分、電解質及酸鹼維持平衡；第三是「分泌」，釋放荷爾蒙的同時，也負責製造紅血球生成素。

一旦腎臟功能出現問題，會讓體內毒素無法排除，長期累積在血液裡就會造成倦怠、水腫、尿毒症，嚴重時需要長期洗腎，對於家庭經濟、病患和家人的身心來說，

都是非常沉重的負擔，病人也容易失去信心。

腎臟主掌的工作很多，造成腎功能失調的原因常是多重作用，常見的因素包括：攝取過多的動物性高蛋白質食物；工作超時，壓力太大且缺乏充足的休息；長期服用西藥，如消炎止痛藥、抗生素等；水喝太少，讓體內毒素的濃度過高等。此外，若患有高血壓、高血脂或糖尿病，也可能影響腎功能的正常運作，須特別小心。

▼亂吃藥又不愛喝水，導致台灣洗腎人口逐年增多

在這些原因中，又以「長期服用西藥」，特別是止痛劑和利尿劑，對腎臟最具有殺傷力。我從事自然療法這麼多年，**發現患有慢性腎臟病的孩子越來越多，追根究柢還是亂用藥的關係**，再加上現代人喜歡用飲料代替水，導致台灣的洗腎人口高居全球第一，腎臟病患更有逐漸年輕化的趨勢。

因此，唯有改變生活作息再佐以飲食調整，才是根治腎臟病的治療之道。

君君老師這樣說

為什麼腎臟病患者要少吃「高鉀」及「高磷」的食物？

人體血液中的鉀含量一旦過高，會引起心律不整，特別是腎功能衰竭的病人，體內鉀離子代謝能力較弱，必須限制高鉀食物的食用量。至於高磷食物，如果吃太多讓血液中的含磷量過高時，除了可能導致骨骼病變，**還會加速腎功能衰竭的速度**，需特別注意。

因此，為了健康著想，下列是我整理出的的高鉀及高磷食物列表，腎臟病患者一定要少吃，避免腎功能惡化。

高鉀食物	**蔬菜類**▶南瓜、紅莧菜、豌豆苗、黃豆芽、萵苣、胡蘿蔔、菠菜、菇類、龍鬚菜、綠花椰菜、竹筍、油菜、玉米、韭菜等。 **水果類**▶香蕉、李子、楊桃、奇異果、番石榴、香瓜、哈密瓜、草莓、葡萄柚、柳橙、檸檬、龍眼等。 **其他類**▶高湯、雞精、人蔘精、草藥、咖啡、茶、運動飲料、番茄醬、無鹽醬油、低鈉鹽等。
高磷食物	**五穀堅果類**▶糙米、胚芽米、全麥麵包、酵母、燕麥片、紅豆、花生、瓜子、核桃、腰果、杏仁、栗子、松子、桂圓等。 **乳製品類**▶牛奶、羊奶、乳酪、優酪乳。 **蛋肉類**▶動物內臟、蛋黃、魚類、火腿。 **飲品類**▶可樂、汽水、罐裝飲料、養樂多、高湯、濃茶。

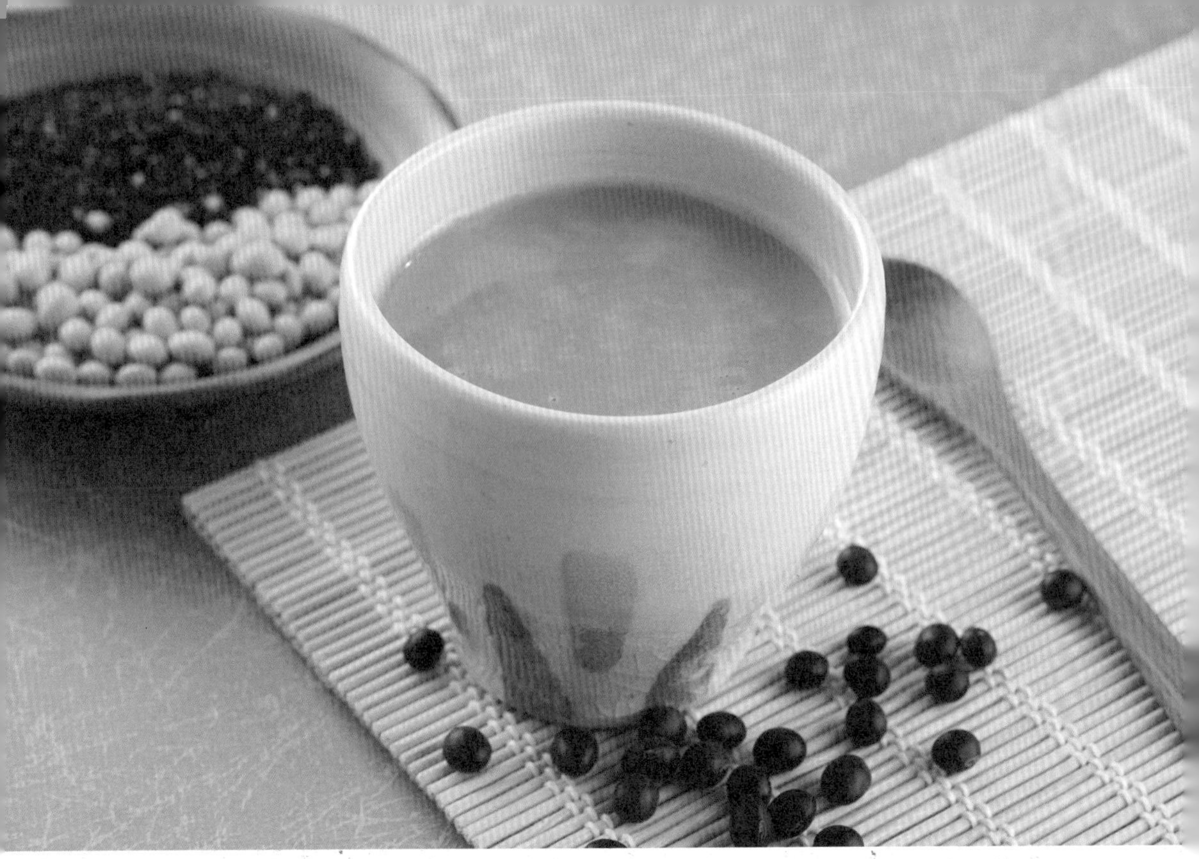

【黑芝麻雙穀漿】

材料（2杯）：

黃豆15g、黑豆15g、黑芝麻30g、黃金三寶粉2匙、熱水500cc

作法：

❶ 將所有材料洗淨（免浸泡），和熱水放入營養調理機杯內，蓋緊蓋子。

❷ 按下豆漿鍵，再按START鍵。

植化素對症叮嚀

- 黑豆不含膽固醇，並擁有豐富的植物固醇，能補腎強身、解毒、利尿，及維護心血管及腎臟的健康。
- 黃豆含卵磷脂及多種酵素，可清腎解毒、消除浮腫，再加上黑芝麻內含鐵質，對護腎有加乘效果。

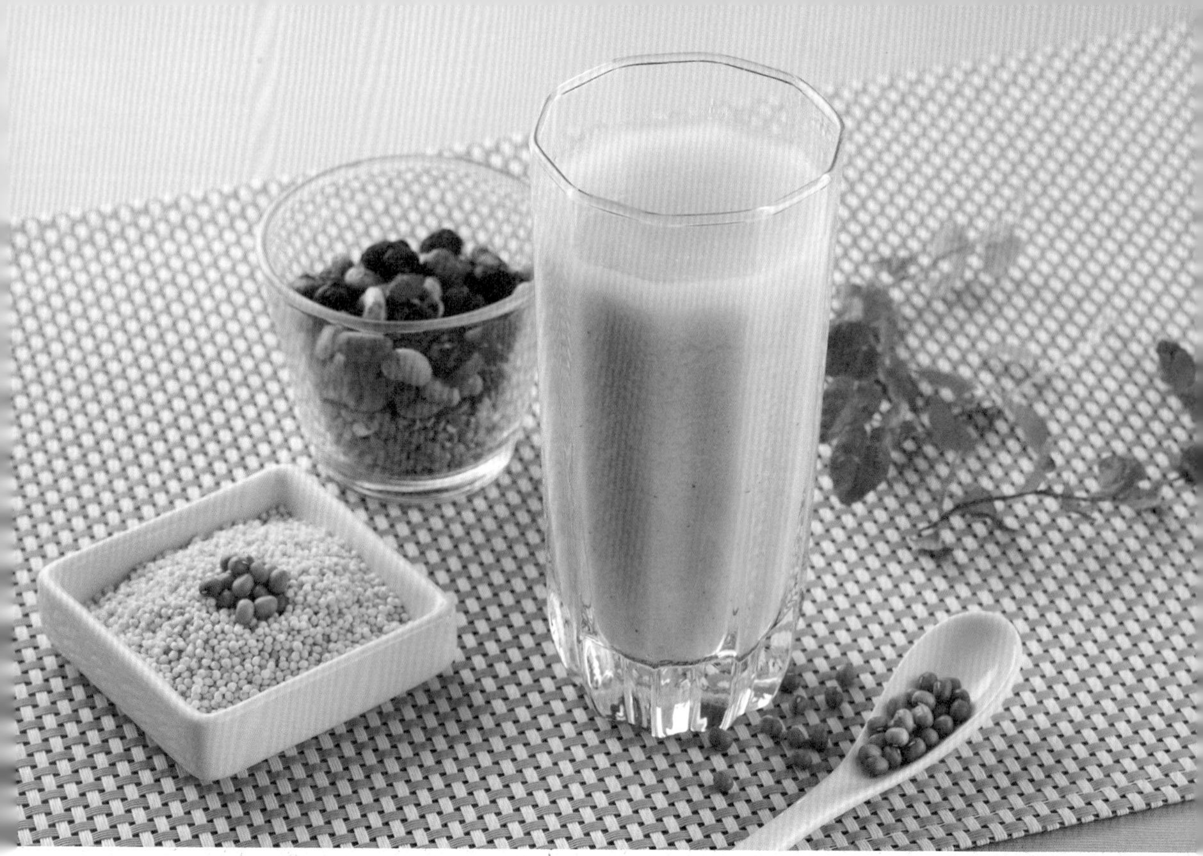

【綠豆堅果漿】

材料（2杯）：

綠豆30g、小米20g、蕎麥20g、綜合堅果3匙、黃金三寶粉2匙、熱水800cc

作法：

❶ 將所有材料洗淨，和熱水放入營養調理機杯內，蓋緊蓋子。

❷ 按下豆漿鍵，再按START鍵。

植化素對症叮嚀

・綠豆有保肝作用，並能減少蛋白分解，避免氮質血症（指血中尿素，肌酐及尿酸等非蛋白氮的含量過高），進而保護腎臟。

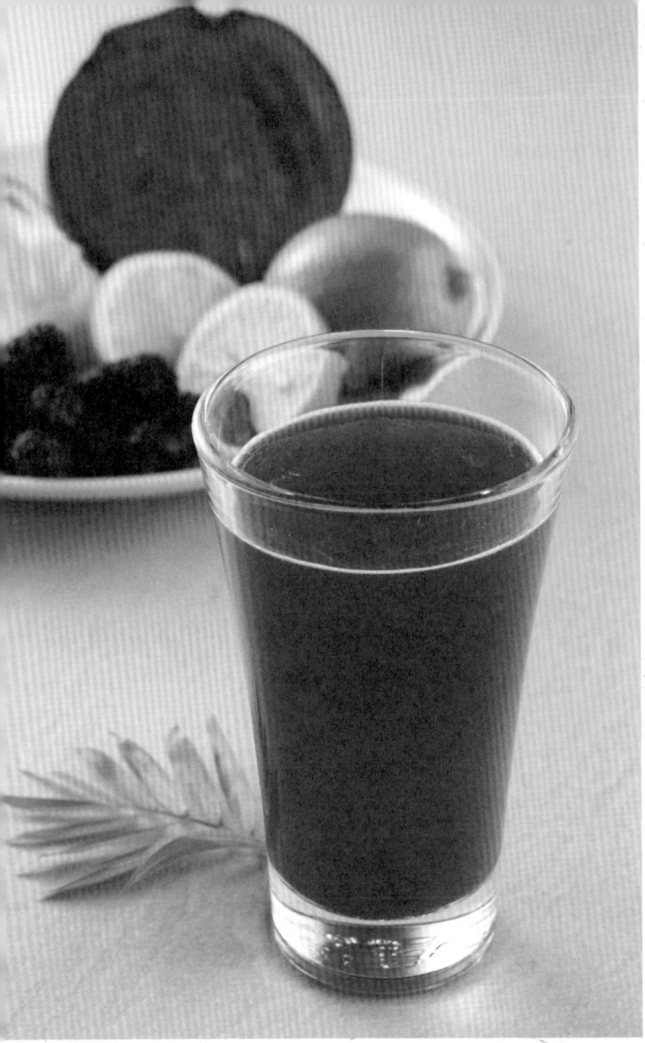

植化素
對症叮嚀

- 甜菜根含有甜菜鹼，能調節人體的新陳代謝；桑椹含豐富鐵質，顧腎又補血。
- 鳳梨含有機酸；檸檬含檸檬黃素，能護腎並排除尿路結石。

【利腎精力湯】

材料（2杯）：

甜菜根100g、鳳梨150g、檸檬20g、桑椹50g、黃金三寶粉1匙、好水 500cc

作法：

❶ 將所有材料洗淨，和好水放入營養調理機杯內，蓋緊蓋子。

❷ 按下精力湯鍵，再按START鍵。

【感冒】——調整飲食和作息，免疫力自然提升

健康案例

以我自己來說，抵抗力算不錯，但是偶爾還是會感冒。這時候，我會用**檸檬加一點溫水打成檸檬汁**，因為檸檬含檸檬烯酸和多酚，可幫助體內細胞補充戰力。如果怕酸，再加點蜂蜜或葡萄、葡萄乾皆可。另外也可以多喝本篇提供的穀漿補充營養，因為感冒時體力和免疫力會變差，適時為身體補充營養是必要的。

每當流感發威時，留心身邊就會發現，咳嗽、流鼻水的人變多了。其實，若想避免感冒上身，最天然有效的方式是打好身體的底子，定期排毒和透過飲食與運動，提升免疫力，自然不怕流感病毒。其實，感冒並不是壞事，它就像是警示燈般，提醒我們要注意身體情況。除非是病毒入侵引起的流感，要謹慎避免併發症外，其他一般的感冒症狀，都是在對細胞進行操練，培養防禦能力。

通常感冒分為普通感冒和流行性感冒兩種，後者由病毒引起，症狀嚴重時可能會引起致命的併發症，建議要及早就醫治療。至於普通感冒，也分成風熱感冒和風寒感

冒兩種，此時不一定要依賴打針吃藥，可藉由飲食和作息調養，舒緩症狀。

▼二歲以下的孩子也可喝溫檸檬汁，但不能加蜂蜜

感冒時，除了可多喝溫檸檬汁來增加抵抗力外，**也可用泡澡促進血液循環，幫助身體流汗排毒**。不過，如果要給二歲以下的孩子喝溫檸檬汁，可加葡萄或柳丁代替蜂蜜的甜味。因為幼童的肝臟功能發展尚不完全，要小心蜜蜂在採蜜過程中，可能帶入土壤內殘留的微量肉毒桿菌。

另外，若是糖尿病患者要喝的溫檸檬汁，也可以加點葡萄，增添甜味，**但攝取量以十五顆為限**，避免吃下過多糖分。

君君老師這樣說

做到六件事，治療感冒最有效

1. 多喝水，加速身體的代謝排毒，也能達到降溫效果。
2. 多喝用芭樂、檸檬、番茄、柚子、柑橘、柳橙等高維他命C水果打成的蔬果精力湯，攝取植化素，提升免疫力。
3. 泡溫水浴，讓毛細孔打開，提高新陳代謝、啟動免疫機能。
4. 喉嚨痛時可用溫鹽水漱口，有助於紓緩喉痛，達到殺菌效果。
5. 充足的睡眠和休息，讓身體自然修復。
6. 寒性感冒患者可以多喝老薑茶，**但熱性感冒患者，且有嘴唇乾、喉嚨痛症狀者，則不適合喝。**

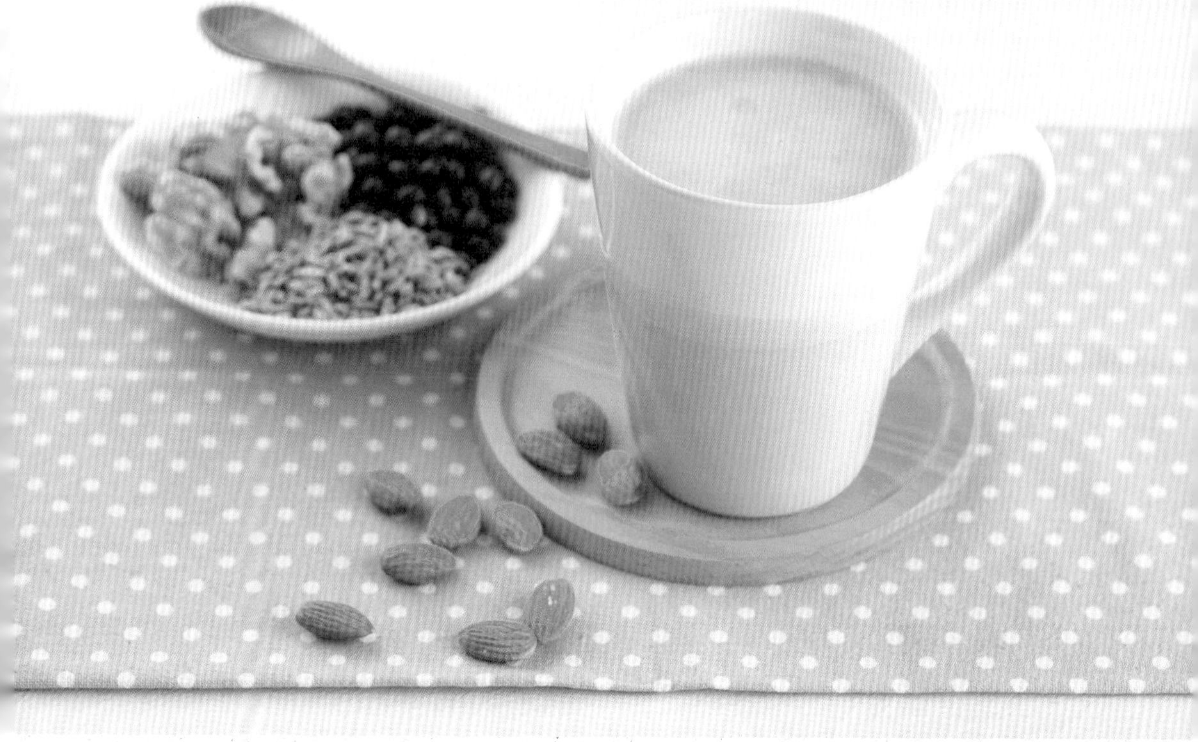

【杏仁核桃漿】

● **材料（2杯）：**

杏仁30g、黑豆10g、小麥20g、核桃30g、黃金三寶粉2匙、熱水800cc

● **作法：**

❶ 將所有材料洗淨，和熱水放入營養調理機杯內，蓋緊蓋子。

❷ 按下豆漿鍵，再按START鍵。

植化素對症叮嚀

・杏仁含扁桃苷和β-胡蘿蔔素，能潤肺；黑豆則含大豆皂素，可抗病毒；核桃含有亞麻油酸，小麥則含生育三烯酚，可抗發炎，均能減緩感冒的不適症狀。

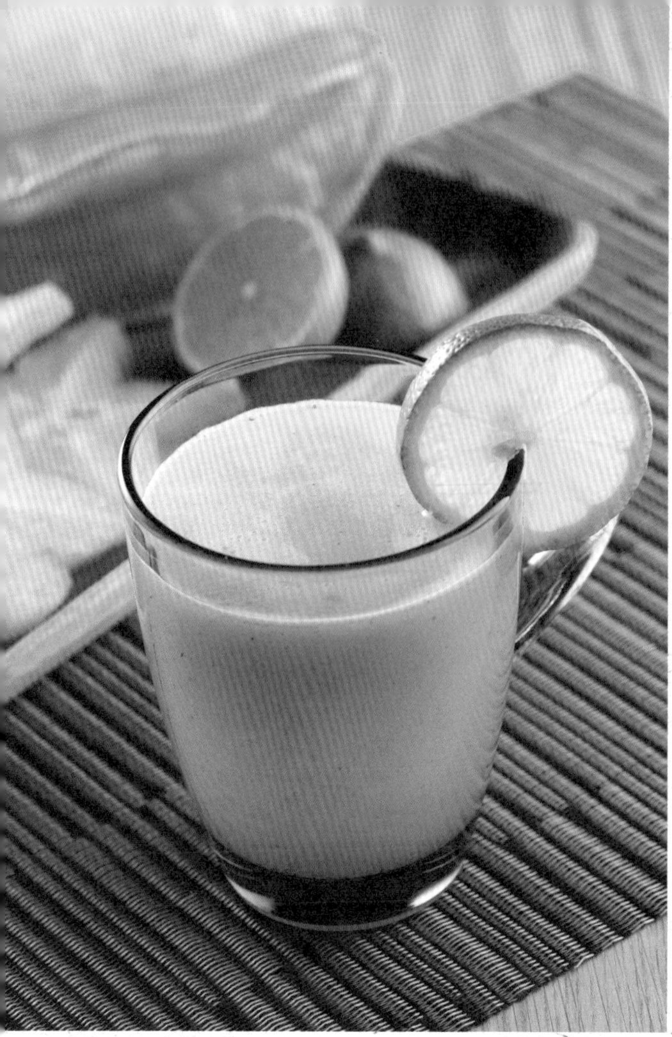

植化素
對症叮嚀

- 楊桃能止咳化痰潤肺，保護氣管，改善喉嚨疼痛和聲音沙啞且有利尿作用，能降血壓、消暑降火。此外，楊桃亦含豐富蘋果酸和檸檬酸，具有黏附喉嚨的作用，並能吸附水分，維持喉嚨濕度、抗發炎和減少乾癢。
- 蜂蜜是水溶性的天然保溼劑，有潤喉作用，能減緩感冒引起的頭痛、流鼻水、喉嚨痛等不適症狀。

【楊桃活力飲】

材料（2杯）：

楊桃20g、檸檬10g、紫蘇梅汁30cc、黃金三寶粉2匙、蜂蜜適量、溫水500cc

作法：

❶ 將所有材料洗淨，和溫水放入營養調理機杯內，蓋緊蓋子。

❷ 按下精力湯鍵，再按START鍵。

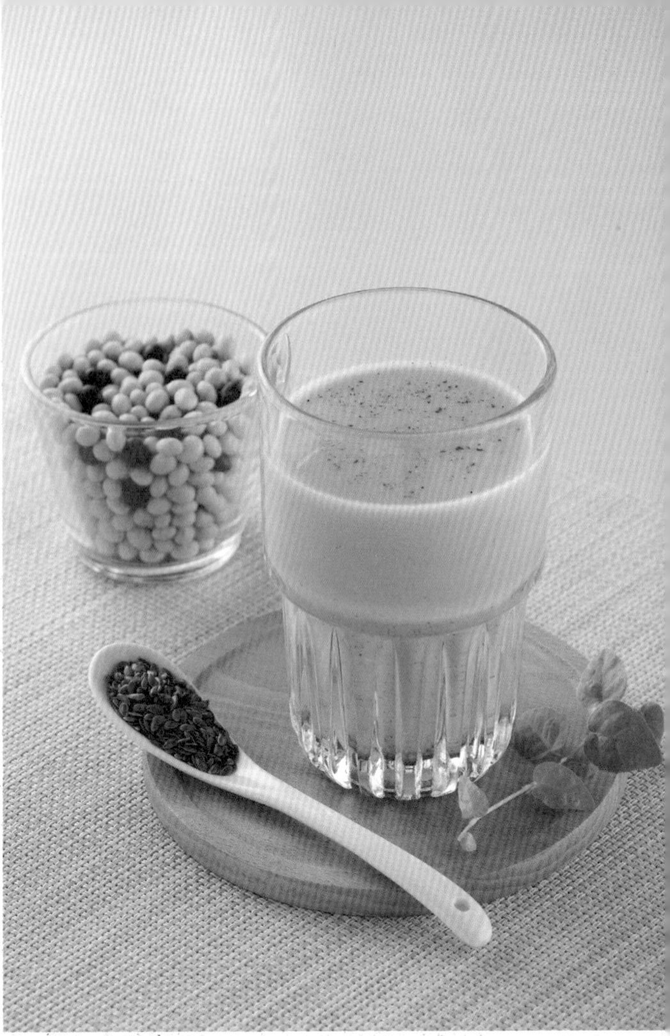

植化素
對症叮嚀

・黑豆含有天冬酒素和色氨酸等人體缺少的成分，營養豐富，對治療咳嗽效果很好。
・黃豆含蛋白質，且有助於發汗，能達到消熱解毒功效。再加上亞麻籽含有亞麻酸，能治發炎，兩者搭配後，容易被身體吸收，可提高免疫力。

【元氣蛋白漿】

材料（2杯）：

黃豆20g、黑豆20g、亞麻籽10g、 綜合堅果2匙、熱水500cc

作法：

❶ 將所有材料洗淨，和熱水放入營養調理機杯內，蓋緊蓋子。

❷ 按下豆漿鍵，再按START鍵。

【憂鬱症】——多吃香蕉、檸檬，找回快樂好心情

健康案例

我接觸過許多為憂鬱症所苦的朋友，雖因憂鬱症還牽涉到心理層面等問題，無法只靠飲食解決，但可透過食物改善。像小米粥含有胺基酸，有助眠作用，能改善憂鬱症患者睡不好的問題，亦可多吃奇異果和香蕉，幫助安定神經。或多喝蔬果精力湯和榖漿補充營養，製造快樂荷爾蒙，幫助恢復精神和體力。透過排毒將身體毒素排出再加上運動，讓身體流汗，減少毒素累積，身心就能健康愉快。

現代人處於高速繁忙、生活緊張的時代，加上人際關係日益疏離，一旦工作、家庭或課業的壓力過重，讓生理和心理無法負荷，又缺乏適當的紓壓方法時，就會引發身心失衡。包括情緒低落、失眠、緊張、易怒等負面反應，長期下來，就變成所謂的身心症，其中越來越普遍的就是「憂鬱症」。

什麼樣的人容易得到憂鬱症呢？其實，這個問題並沒有一定的答案，除了外在環境的因素外，體質、年齡、性別，甚至個性，都可能是誘發因素。除了求助醫生外，多吃能讓人開心的食物，也是一種治療。

▼用快樂食物趕走壞情緒，香蕉、檸檬是首選

究竟，能讓人有好心情的食物包括哪些呢？這類食物通常富含「葉酸」和「硒」，像是洋蔥、金針菇、花椰菜、菠菜、明日葉、番茄、大蒜等都是首選；水果則包含香蕉、鳳梨、檸檬、櫻桃和葡萄柚等，都可以多吃。

很多人對憂鬱症有誤解，認為是精神疾病，覺得去看醫生很丟臉，不過我還是要說，**憂鬱症是可以藉由天然食物和排毒得到良好改善的**，必要時再搭配治療，就能事半功倍。

君君老師這樣說

留心五大危險症狀，避免陷入憂鬱

如果你發現自己或周遭親友出現下列症狀，務必要特別小心，因為這可能就是身體發出的憂鬱警訊。

❶ 時常沒來由地獨自落淚。

❷ 整天無精打采，或是沉默不說話。

❸ 暴飲暴食或是不吃不喝。

❹ 經常失眠或睡眠品質不好。

❺ 糾結於某些不愉快的事，或是負面情緒累積超過三個月以上。

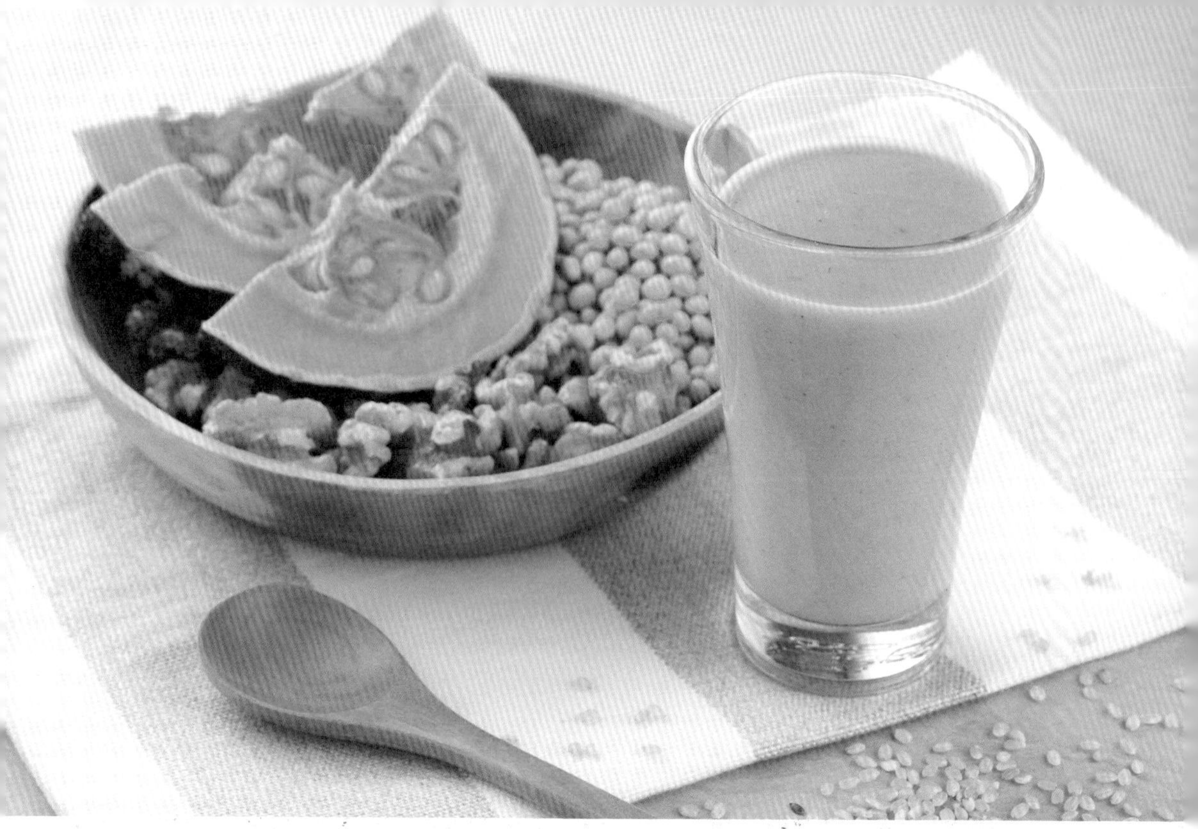

【舒壓五穀漿】

● **材料（2杯）：**

糙米20g、黃豆10g、燕麥20g、核桃20g、南瓜籽20g、綜合堅果2匙、黃金三寶粉2匙、熱水800cc

● **作法：**

❶ 將所有材料洗淨，和熱水放入營養調理機杯內，蓋緊蓋子。

❷ 按下豆漿鍵，再按START鍵。

植化素對症叮嚀

・燕麥內含的碳水化合物能刺激腦部製造血清素，俗稱「快樂荷爾蒙」，讓情緒平和愉悅，更快樂。

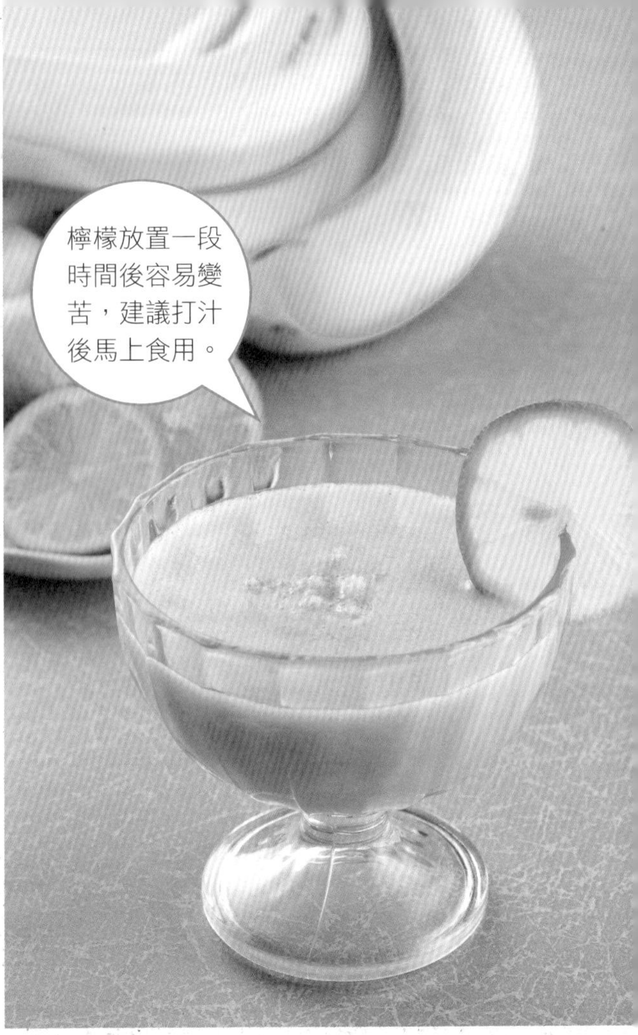
檸檬放置一段時間後容易變苦，建議打汁後馬上食用。

植化素對症叮嚀

- 香蕉是快樂食物的代表，含有生物鹼和檞皮素，除可振奮精神外；還含有色胺酸和維生素B6，能幫助大腦製造血清素。
- 檸檬的維生素C含量豐富，能讓人心情愉悅，加上檸檬皮含大量多酚，也有益於身體。

【快樂香檸汁】

材料（2杯）：

香蕉2根、檸檬半顆、黃金三寶粉2匙、蜂蜜適量、好水500cc

作法：

❶ 檸檬連皮切塊後，與好水及其他材料放入營養調理機杯內，蓋緊蓋子。

❷ 按下精力湯鍵，再按START鍵。

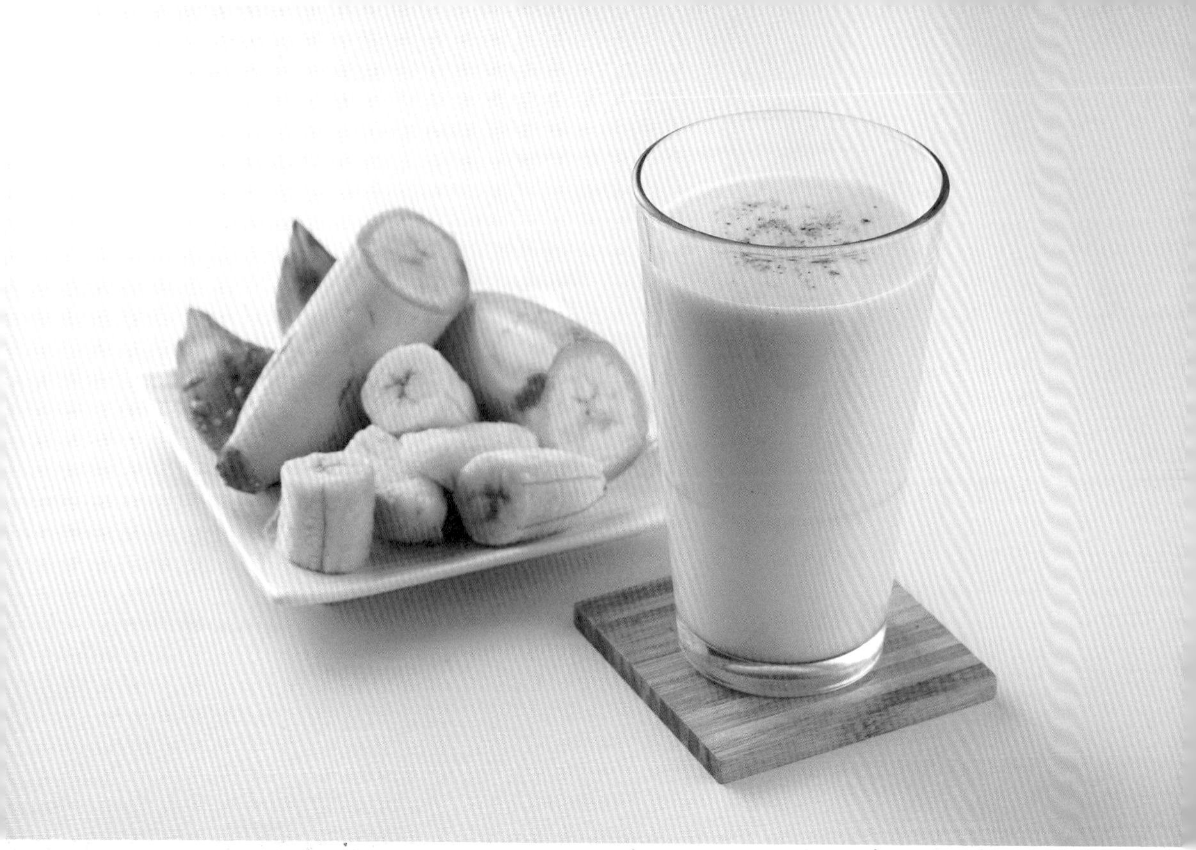

【香蕉優酪乳】

材料（2杯）：

香蕉2條、優酪乳200cc、黃金三寶粉1匙、蜂蜜適量、好水300cc

作法：

❶ 將所有材料和好水放入營養調理機杯內，蓋緊蓋子。

❷ 按下精力湯鍵，再按START鍵。

植化素對症叮嚀

・香蕉含豐富胺基酸和芸香素，是製造情緒荷爾蒙的原料，能幫助心情安定。再加上香蕉的糖分可以迅速轉化為葡萄糖，被人體吸收，是一種快速的能量來源，會讓人快樂有活力。不過，香蕉含鉀量高，1天的食用量建議不要超過2根。

【糖尿病】——低GI食物聰明吃，輕鬆控制血糖

健康案例

六十多歲的糖尿病患者許先生來找我時，讓人印象非常深刻。因為隨時要打胰島素，眼睛嚴重病變到無法直視我，藥袋裡更有超過十顆以上的藥丸，從高血壓、糖尿病到心臟病的藥都有，再加上吃太多藥，面臨要洗腎，健康狀況實在令人擔憂。後來經過一年多的身體淨化排毒和食療調理，血糖和血壓都開始下降，腎功能亦恢復正常，不用洗腎，眼睛也已康復，不用再施打胰島素了。

很多人以為糖尿病必須一輩子吃藥，其實並不然，以許先生的例子來說，改變飲食習慣，多吃當季的天然蔬果，他的病情就穩定許多。

目前國內糖尿病患者的平均年齡有逐年下降的趨勢，越來越多年輕人被診斷出糖尿病。除了原發性糖尿病是由遺傳引起外，其他多是因為飲食習慣不良、缺乏運動或壓力大，導致過度肥胖所引起。由於患者初期並不會有明顯感覺，因此容易疏忽，其實留心就會發現，大多數患者會出現「三多一少（多吃、多尿、多喝、體重減少）」症狀。因此，及早發現才能治療，平日的飲食控制也是關鍵。

▼多吃高纖低脂的食物，血糖就不容易上升

通常，我會建議糖尿病患者採用「低GI飲食」，什麼是GI值呢？我們吃完食物後，血糖上升的速度就是GI值，也就是所謂的「升糖指數（Glycemic Index）」。一般來說，吃下低GI食物後，血糖上升的速度會變慢，就能維持血糖的穩定性。以主食來說，**糙米飯的GI值是54，白米飯的GI值是85，糖尿病患者就應該多吃糙米，少吃白米**。

只要了解食物的GI值，並懂得搭配選擇，多吃高纖低脂的食物，用運動控制體重，就能有效維持血糖穩定。

君君老師這樣說

低GI食物聰明吃，三餐好健康

建議糖尿病患者在飲食上可參考下列原則，既不用擔心血糖會上升，也能吃得安心又健康。

❶ 水果以芭樂、青蘋果、大番茄、奇異果、藍莓、柚子、櫻桃、蔓越莓、火龍果、檸檬等為主，**盡量少吃太甜的水果**。

❷ 多吃蔬菜，如紅鳳菜、白鳳菜、洋蔥、山苦瓜、地瓜葉、海帶芽、空心菜、菠菜等。

❸ 胡蘿蔔雖然纖維多且營養價值高，但GI值也高，**每日的食用量不可超過100g（約半根）**；此外，南瓜、山藥雖可促進胰島素分泌，但GI值也很高，如果選擇吃山藥或南瓜，飯就要少吃。

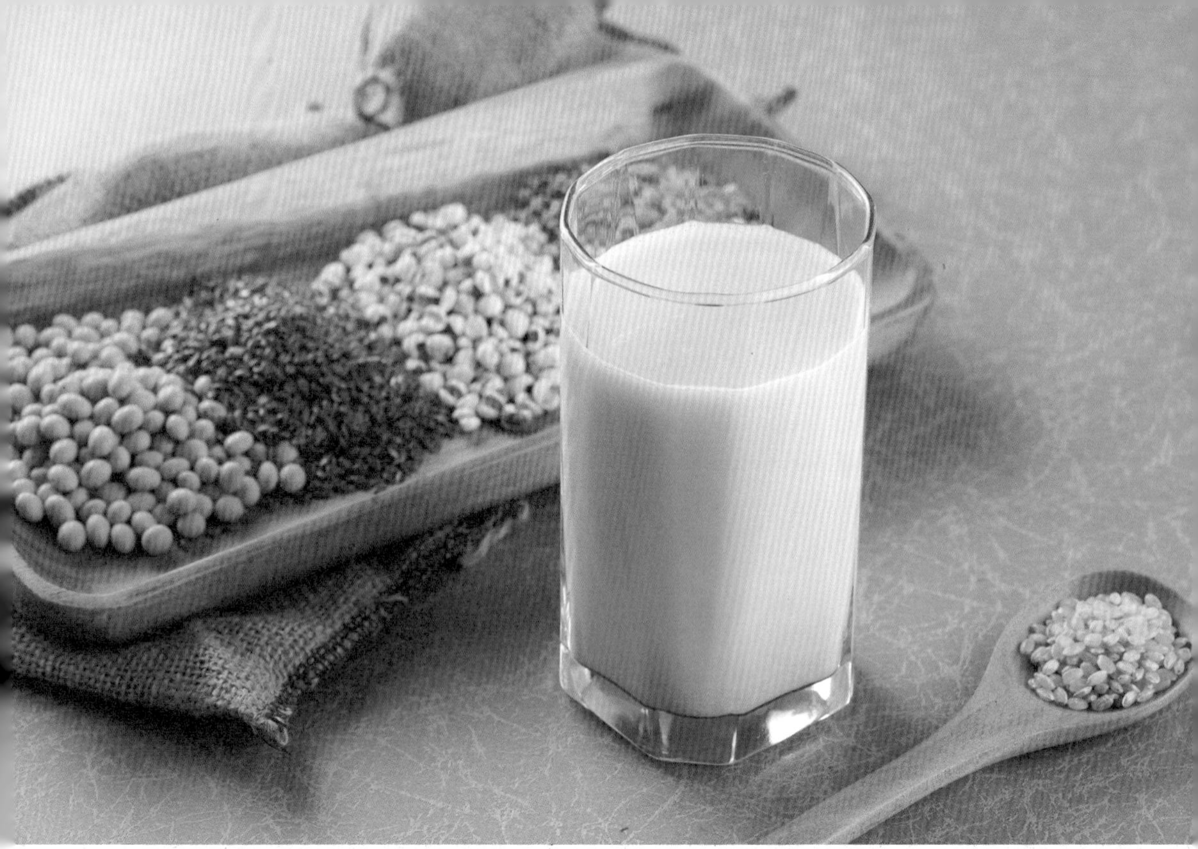

【降血糖五穀漿】

材料（2杯）：

蕎麥20g、黃豆10g、亞麻籽10g、糙米20g、薏仁20g、黃金三寶粉4匙、熱水800cc

作法：

❶ 將所有材料洗淨（免浸泡），和熱水放入營養調理機杯內，蓋緊蓋子。

❷ 按下豆漿鍵，再按START鍵。

植化素對症叮嚀

- 蕎麥含豐富的芸香苷和鉻、蘆丁，可降膽固醇、降脂、保護血管、降血糖。
- 黃豆內含的皂苷及胰蛋白酶抑制物，對糖尿病有一定療效，能降低壞膽固醇，有保護心血管的功效。
- 薏仁、糙米及亞麻籽均含豐富的膳食纖維，能平衡血糖，且糙米是極佳的複合性醣類食物，可幫助降血糖。

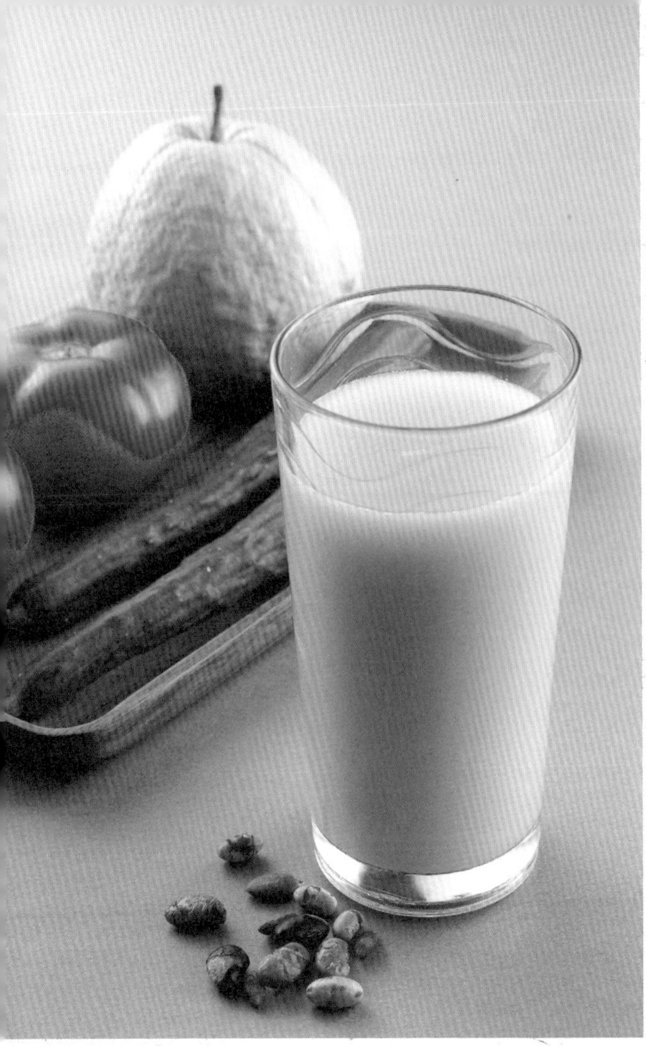

植化素
對症叮嚀

- 小黃瓜含豐富的丙醇二酸，可降血液中的血糖含量。
- 大番茄內的茄紅素能激活細胞，提高免疫力，預防癌症、延緩衰老、降低血糖。
- 芭樂的維他命C含量高，同時含楊梅素，對糖尿病有很大幫助。

【低GI精力湯】

材料（2杯）：

小黃瓜50g、大番茄100g、芭樂200g、黃金三寶粉1匙、綜合堅果1匙、好水500cc

作法：

❶ 將所有材料洗淨，和好水放入營養調理機杯內，蓋緊蓋子。

❷ 按下精力湯鍵，再按START鍵。

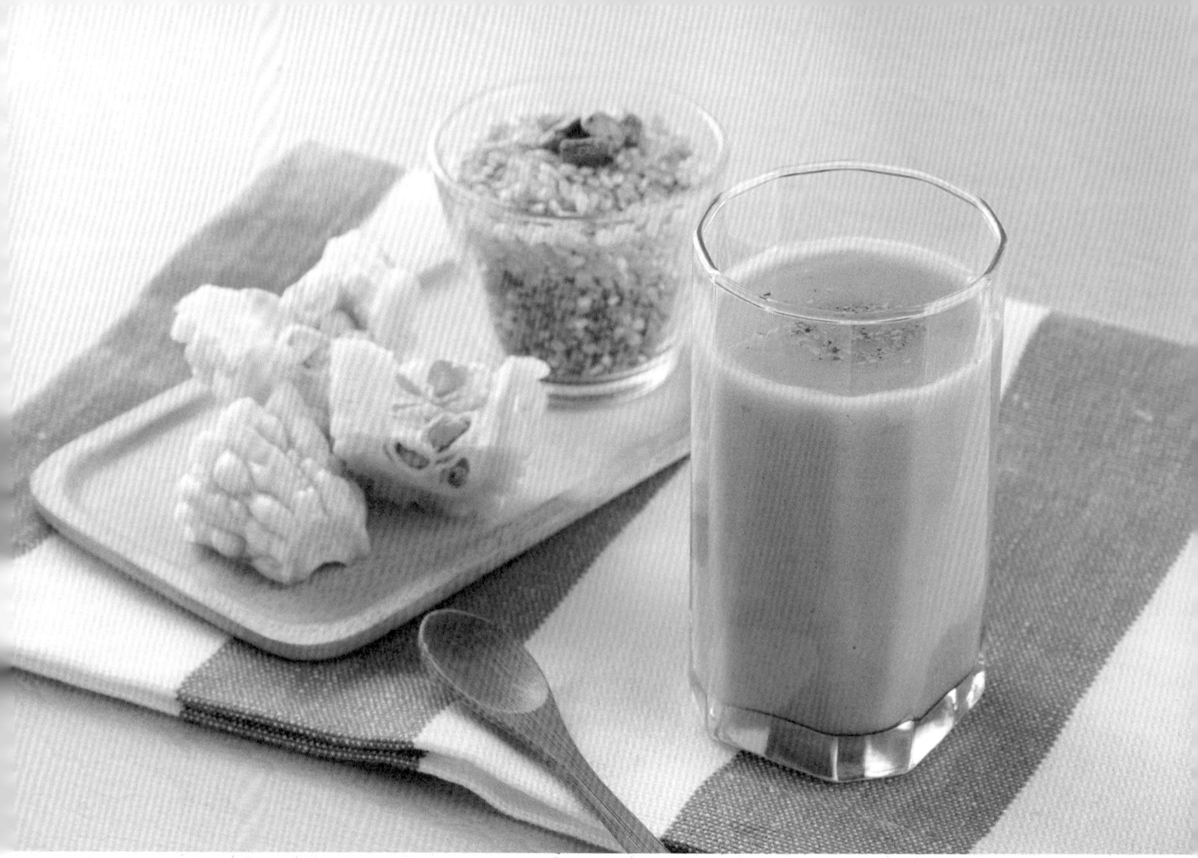

【苦瓜籽穀漿】

● **材料（2杯）：**

苦瓜籽10g、蕎麥40g、糙米30g、綜合堅果2匙、黃金三寶粉3匙、熱水800cc

● **作法：**

❶ 將所有材料洗淨，和熱水放入營養調理機杯內，蓋緊蓋子。

❷ 按下豆漿鍵，再按START鍵。

植化素對症叮嚀

・苦瓜籽含胰蛋白酶，可調節血糖。蕎麥含芸香甘、糙米含穀維素及膳食纖維，可平衡血糖。再加上三寶粉中的啤酒酵母含豐富的鉻，對糖尿病治療有加乘效果。

【癌症】——用好食物改變體內環境，抑止癌細胞增生

健康案例

因為常在電視節目中分享健康知識和食療料理，得以和許多觀眾朋友結緣，我與六十多歲的林先生就是這樣認識的。當時他因罹患肝癌，遍尋西醫和中醫求助治療，效果都有限。因為癌細胞的所在位置切除不易，只好選擇栓塞治療，幾次下來，體力越來越虛弱，原本每天都要打網球的他，生病後連球拍都拿不動，對抗癌細胞的意志力也被消磨大半，收看節目後找到我，希望能用「食療」改善病況。

在深入了解他的病情後，當務之急就是要先提升體力和免疫力，才能對抗癌細胞。透過喝穀漿及蔬果精力湯調理，他開始慢慢恢復體力，接著努力排毒，將身體毒素排出，並配合我建議的食療，十個月後便恢復健康，又可上場繼續打球，體力甚至比原來更好。

現在，找回健康的林先生，平常也非常熱心地參與健康推廣活動，跟其他病友分享自己的經驗。每次碰面，他都會開玩笑地對我說：「幸好當時還有力氣拿起遙控器，才能在電視上看到君君老師！」

的確，研究自然醫學多年來，我發現癌症患者越來越多，根據世界衛生組織的報告，平均每三人中就有一人罹患癌症，且患病人數有升高的趨勢。造成罹癌的主因，多半還是跟外在環境及現代人的飲食和生活方式不當有關。

▼改變體內環境，癌細胞就無法生存

大家都知道腫瘤分為良性和惡性，其中惡性腫瘤也就是所謂的「癌症」。依惡性腫瘤在身體的不同部位出現，會造成各式不良症狀和傷害。簡單來說，癌症就是一種「細胞病變」，讓身體出現不好的癌細胞，且不斷增生。而癌症之所以可怕的原因在於，**癌細胞生長迅速，平均一公分的腫瘤有十億個癌細胞**，如果不積極治療，就會持續增生。除了侵犯破壞鄰近的正常組織，甚至還會穿過血管或淋巴管侵入到身體其他部位，也就是大家常聽到的「癌細胞轉移」。

不論是瘜肉、良性還是惡性腫瘤，當身體長出東西時，即代表體內環境已經出現問題。唯有改變體內環境，讓癌細胞無法生存，身體才有機會好轉。因此，癌症病人除了多喝好水幫助排毒外，也要改變飲食習慣，下頁表格內所列的食物亦可多吃，幫助抗癌，緩解病情。

君君老師這樣說

這些食物可多吃，幫助對抗癌細胞

癌症病友千萬不要因為罹癌就喪失求生意志，只要積極治療並配合食療，多吃下列食物，就有康復的機會。

飲食習慣	功效	代表食物
多吃 鹼性食物	打造鹼性體質	蔬菜類▶洋蔥、香菜、海帶、大蒜、菠菜、花椰菜。 水果類▶蘋果、木瓜、莓果類、番茄、檸檬。
補充 好的酵素	讓細胞修復再生	蔬果中多含有豐富酵素，一定要多吃。
多吃 十字花科食物	抗氧化及抗癌	蔬菜類▶綠花椰菜、青江菜、芥菜、小松菜、油菜、小白菜、白蘿蔔、胡蘿蔔、大白菜、結頭菜。
補充 維他命B17	含大量抗癌物質	五穀類▶埃及豆、扁豆、綠豆、蕎麥、糙米、小米。 蔬果類▶小麥草、綠豆芽、柑橘、檸檬、柚子、桃子、李子、蘋果、櫻桃。
多吃 高纖食物	刺激腸蠕動，促進排便，以降低膽酸等致癌物，及減少腸黏膜與致癌物質接觸的時間	豆類▶黃豆、綠豆、紅豆。 蔬菜類▶竹筍、空心菜、甘藍菜、四季豆、胡蘿蔔。 水果類▶柳丁、水梨、鳳梨、芭樂、棗子。

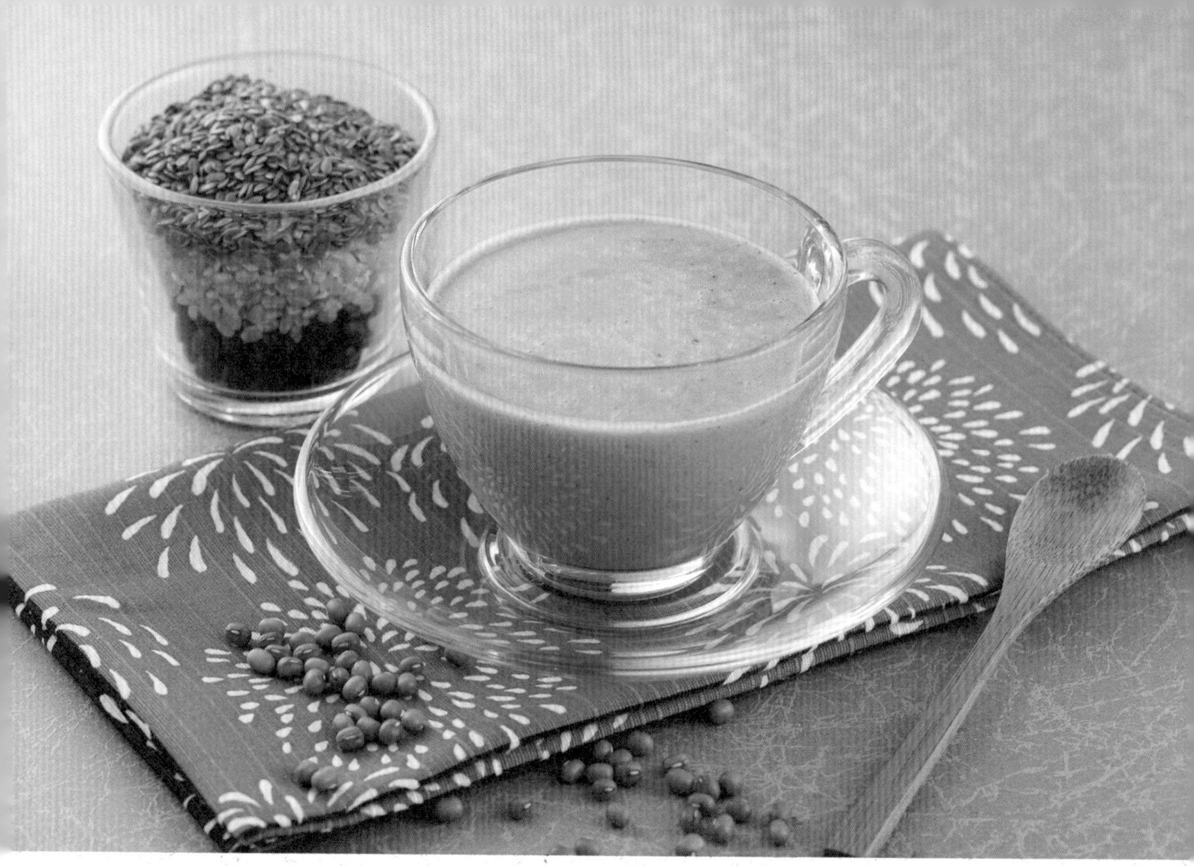

【抗癌五穀漿】

材料（2杯）：

綠豆20g、黑豆20g、亞麻籽20g、糙米20g、綜合堅果2匙、黃金三寶粉2匙、熱水800cc

作法：

❶ 將所有材料洗淨（免浸泡），和熱水放入營養調理機杯內，蓋緊蓋子。

❷ 按下豆漿鍵，再按START鍵。

植化素對症叮嚀

- 綠豆含豐富維他命B群及B17，能抑止癌細胞增生。
- 糙米含穀維素、亞油酸及豐富的維生素B群，能提升免疫力和防癌。
- 黑豆含大量優質蛋白和卵磷脂；亞麻籽含豐富亞麻油酸和木質素，皆能提升免疫力，達到防癌效果。

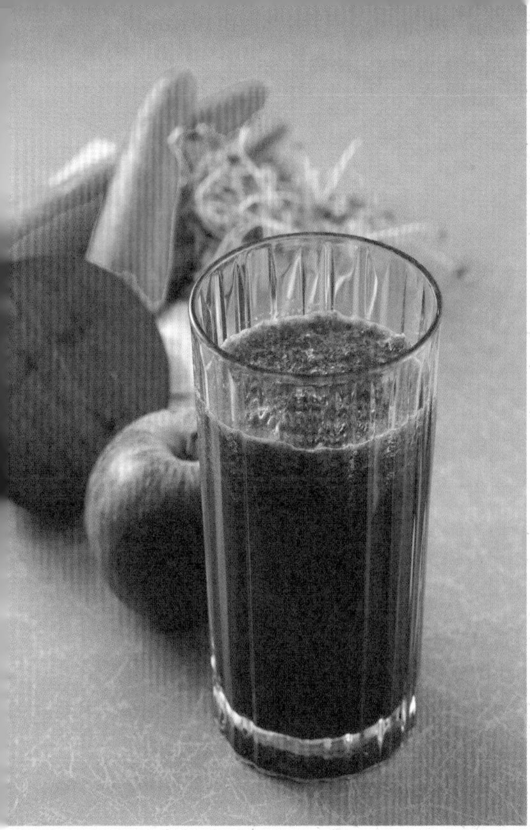

【抗癌精力湯】

材料（2杯）：

青江菜30g、小松菜30g、青花苗20g、鳳梨100g、蘋果半顆、胡蘿蔔70g、甜菜根30g、薑1片、綜合堅果2匙、黃金三寶粉1匙、好水500cc

作法：

❶ 將所有材料洗淨，和好水放入營養調理機杯內，蓋緊蓋子。

❷ 按下精力湯鍵，再按START鍵。

植化素對症叮嚀

- 青江菜、青花苗含吲哚和蘿蔔硫素，能幫助抗癌。
- 薑含有薑黃素，能抑止癌細胞藉由血管增生而擴散。

【蘋果胡蘿蔔汁】

材料（2杯）：

胡蘿蔔150g、蘋果150g、黃金三寶粉2匙、好水500cc

作法：

❶ 將所有材料洗淨，和好水放入營養調理機杯內，蓋緊蓋子。

❷ 按下精力湯鍵，再按START鍵。

植化素對症叮嚀

- 胡蘿蔔含有多種植化素，其中的β-胡蘿蔔素更有防癌作用。此外，胡蘿蔔中的物質硫化醣胺，也能加速細胞在體內排毒的速度，達到防癌效果。

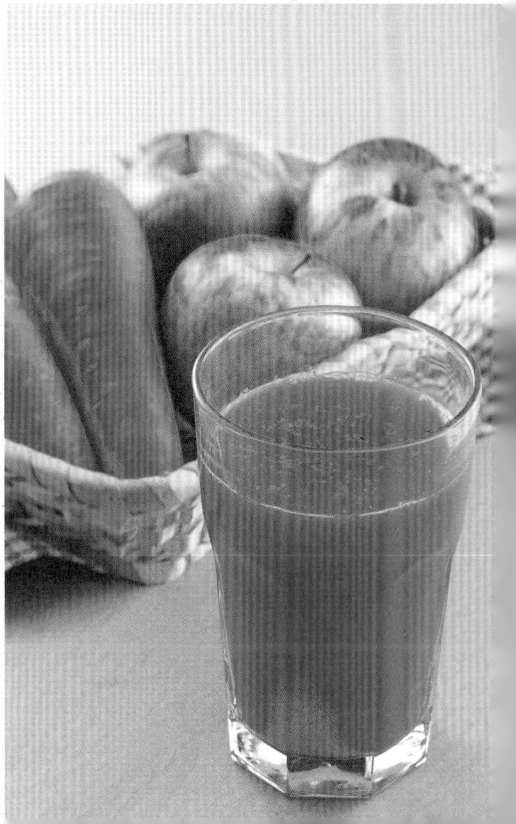

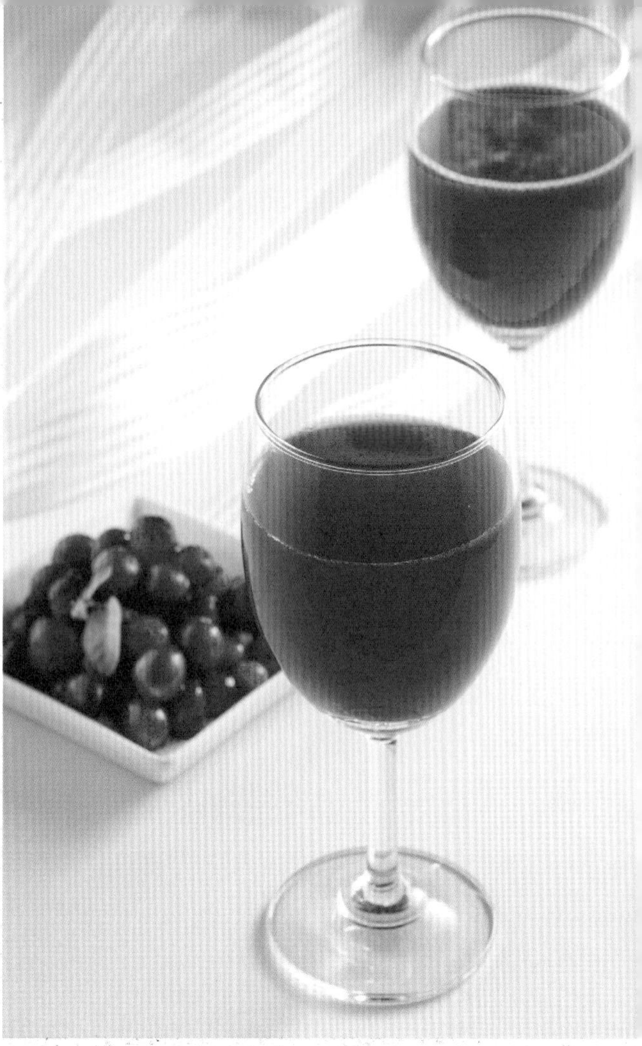

植化素
對症叮嚀

・蔓越莓含豐富的維他命C、鐵質、單寧酸及蔓越莓多酚等有益於女性生理的成分。此外，亦含有豐富植化素，包括槲皮素、花青素、山奈酚、兒茶素、楊梅素、鞣花酸等。其中，花青素的抗氧化能力被視為是防癌的優選成分。

【新鮮蔓越莓汁】

材料（2杯）：

蔓越莓100g、蜂蜜適量、黃金三寶粉1匙、好水300cc

作法：

❶ 將所有材料洗淨，和好水放入營養調理機杯內，蓋緊蓋子。

❷ 按下精力湯鍵，再按START鍵。

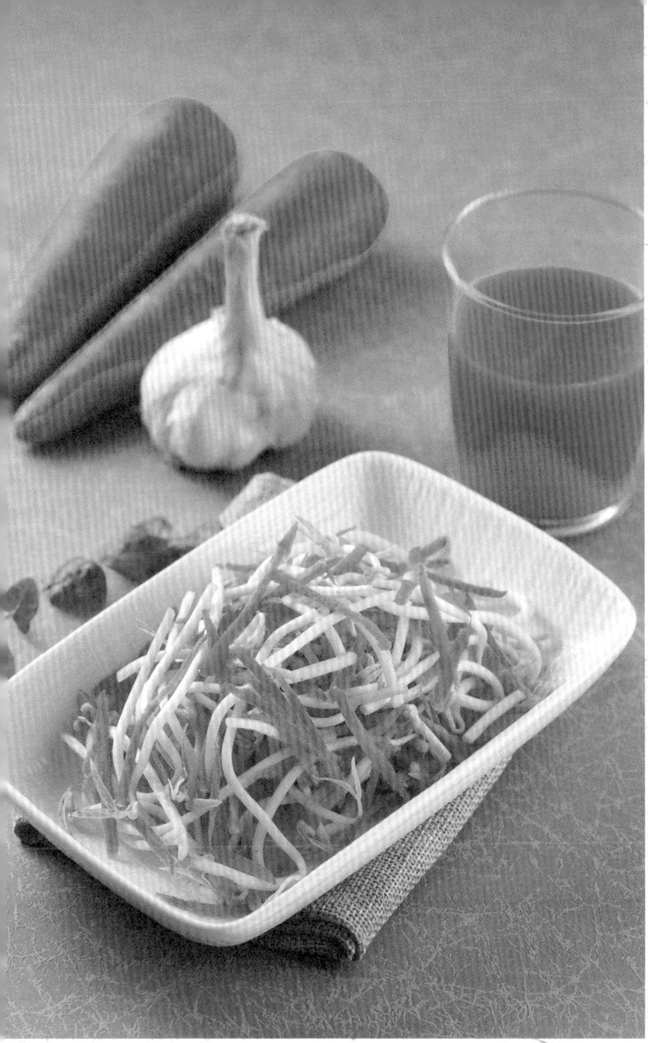

植化素對症叮嚀

- 大蒜含硫化醣胺，能夠刺激巨噬細胞，並輔助及調節T細胞，亦含有多種植化素，可抑制致癌毒素，幫助抗癌。
- 綠豆芽含豐富的β-胡蘿蔔素和維他命B17，能提升免疫力。

【豆芽炒時蔬】

材料❶：胡蘿蔔100g、大蒜10g、好水200cc

材料❷：綠豆芽300g、胡蘿蔔絲70g

材料❸：冷壓亞麻油30cc、冷壓白芝麻油20cc、海鹽適量

作法：

❶ 將**材料❶**放入營養調理機杯內，蓋緊蓋子，按下醬汁鍵，再按START鍵。

❷ 將**材料❶**打成的汁倒入炒菜鍋後，再放入**材料❷**的食材。

❸ 在鍋中加入少許海鹽調味後關火，最後淋少許上亞麻油和白芝麻油，即可食用。

【護心】——用好油及堅果，保護我們的心臟

健康案例

五十歲的周先生在找我諮商前，心臟已裝了支架，且心血管堵塞程度非常嚴重，大約七十％都被堵住了，屬於隨時可能會中風和心肌梗塞的高危險群。因此，除了得先為身體排毒外，在飲食上也必須大幅調整。經過約半年的食物調理，他的情況已大幅好轉，心血管堵塞程度也減輕許多，總算可遠離中風的威脅了。

「心臟」是生命力的源頭，從胎兒存在於母體時就跳動著，像幫浦般勤奮工作，終其一生、日以繼夜地，負責把生命所需的營養素輸送到身體的每個角落。曾有人粗略地估算過，心臟平均一分鐘跳七十下，每天得跳十萬次以上，可見其巨大的工作量。因此，若不好好保養，就算再健壯有力，也可能會故障生病。

根據衛生署的調查統計報告，心臟病仍高居十大死因之第四位，若再加上與心臟病有密切關係的心臟血管疾病及其併發症，如腦中風及高血壓，也分別居於第二及第六位的資料來看，保護心臟的確是一門重要課題。

▼生活習慣越差，對心臟傷害越大

除了年紀增長，心臟功能自然衰弱以及先天性的遺傳外，其實，各種不良的生活習慣，才是傷害心臟的最大隱憂，包括：

❶**膽固醇過高**▼體內膽固醇太多時，容易積聚在血管內，導致血管變狹窄，阻礙血液流通，造成心臟相關疾病。

❷**吸煙**▼香煙中的尼古丁或煙草化學物質會損害心臟血管，讓血管出現裂痕，連帶也會讓膽固醇容易積聚。

❸**血壓過高**▼血壓太高會讓血管經常處於收縮狀態，容易引起心臟相關疾病。

❹**糖尿病**▼高血糖會造成動脈硬化、血液循環不良，引起心臟相關疾病。

❺**肥胖**▼肥胖常伴隨高血壓、高血脂及高血糖症狀，最後誘發心臟病。

❻**生活緊張**▼神經長期過度緊張會讓心律失常、內分泌失調，進而影響心跳，也容易刺激心臟病發。

因此，**飲食上除了要把握低鹽少油炸的原則外**，下頁表格中的食物亦可多吃，可保護心血管，避免誘發心臟相關疾病。

君君老師這樣說

改變飲食，護「心」更有效

為什麼特別建議多吃含鉀量高的食物呢？除了可維持血液酸鹼平衡等因素外，根據《美國心臟病學會雜誌》上的一份研究報告指出，這類食物可降低罹患心臟病、腦血管疾病及癌症的機率。如果長期缺鉀，會出現心律不整、神經傳導不正常、胰島素分泌不足，及引發癌細胞生長等症狀。因此，**建議每人每天可攝取1500～2000毫克的鉀**，保護我們的心臟。

飲食習慣	功效	代表食物
多吃高鉀低鈉的蔬果	維持血液的酸鹼平衡，及體內水分的平衡。	蔬果類▶毛豆、西芹、玉米、彩椒、馬鈴薯、竹筍、荸薺、莧菜、南瓜、絲瓜、苦瓜、大黃瓜、小黃瓜、綠蘆筍、牛蒡、九層塔、青蒜、香蕉。
多吃高鉀低鈉的種子	控制血壓，減少心臟病發和中風的風險。	五穀類▶黃豆、青豆、黑豆、黑麥、燕麥、杏仁、松子。
多吃含omega-3的食物	內含不飽和脂肪酸，多吃可保護心血管。	魚類▶秋刀魚、鯖魚。 其他類▶亞麻籽、亞麻油、紫蘇油、大豆卵磷脂、小麥胚芽。

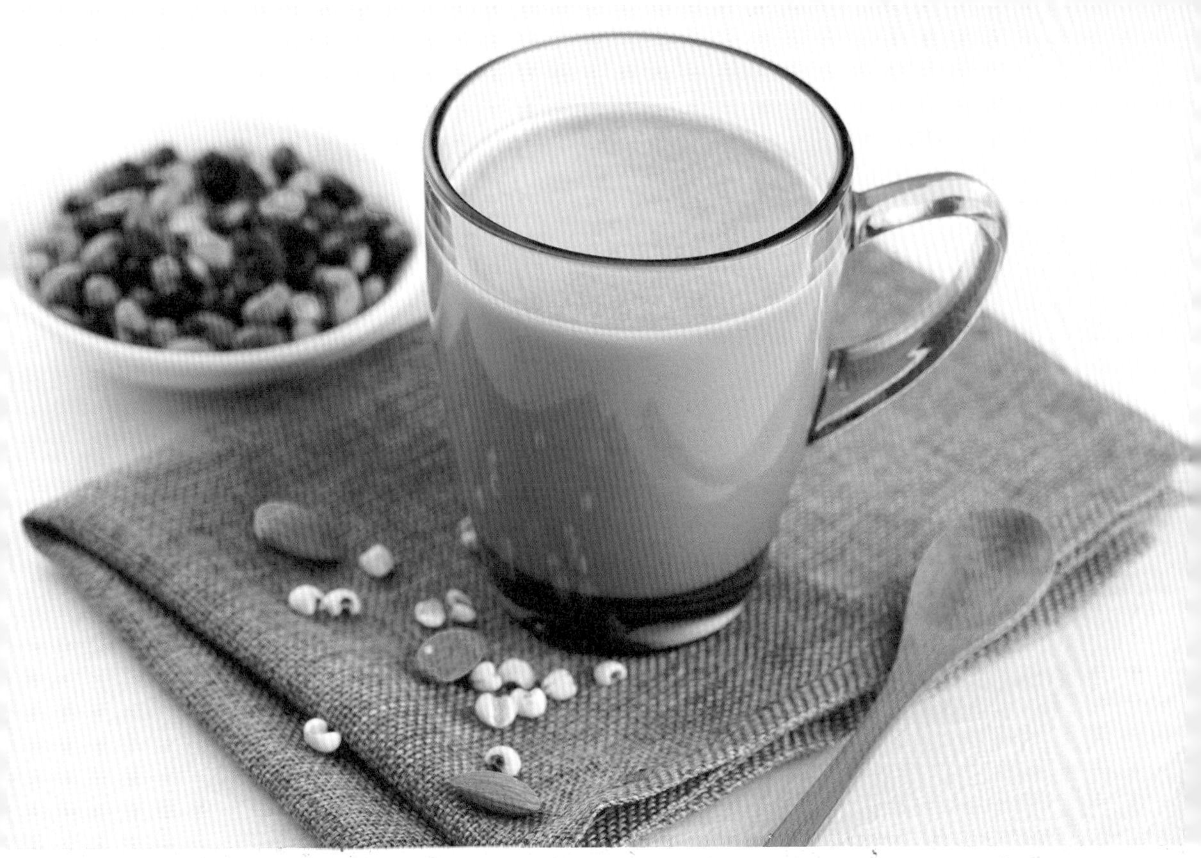

【愛心五穀漿】

材料（2杯）：

黑麥20g、亞麻籽20g、杏仁20g、薏仁10g、燕麥10g、黃金三寶粉2匙、綜合堅果2匙、熱水 800cc

作法：

❶ 將所有材料洗淨（免浸泡），和熱水放入營養調理機杯內，蓋緊蓋子。

❷ 按下豆漿鍵，再按START鍵。

植化素對症叮嚀

- 亞麻籽含亞麻油酸，能預防心臟病；杏仁可防止血小板凝結，降低罹患心臟病的風險。
- 薏仁含薏仁酯，可加速心臟的新陳代謝；燕麥含水溶性纖維、β-聚葡萄醣，對心臟很好。
- 堅果含必需氨基酸和不飽和脂肪酸，有助於血管健康，益於心臟。

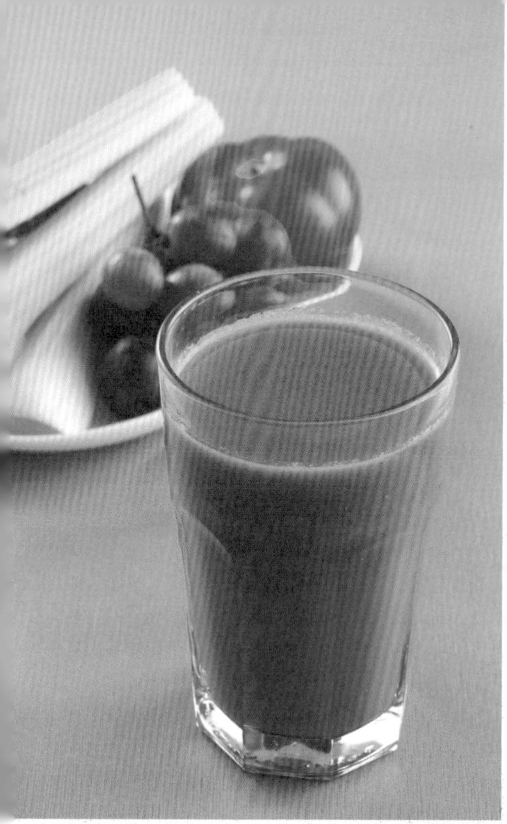

【五彩護心精力湯】

● **材料（2杯）：**

大番茄150g、蘋果150g、葡萄15粒、西芹30g、萵苣30g、天然百香果汁適量、黃金三寶粉1匙、綜合堅果1匙、好水500cc

● **作法：**

❶ 將所有材料洗淨，和好水放入營養調理機杯內，蓋緊蓋子。

❷ 按下精力湯鍵，再按START鍵。

植化素對症叮嚀

・番茄含茄紅素、蘋果含阿魏酸、葡萄含白藜蘆醇、西芹含芹菜素、萵苣含紫蘇醛，皆對心血管有很大的幫助。

【愛心甜菜根汁】

● **材料（2杯）：**

甜菜根100g、鳳梨100g、檸檬10g、桑椹汁50cc、黃金三寶粉1匙、好水500cc

● **作法：**

❶ 將所有材料洗淨，和好水放入營養調理機杯內，蓋緊蓋子。

❷ 按下精力湯鍵，再按START鍵。

植化素對症叮嚀

・甜菜根含豐富的甜菜素和鉀，可減少體內總膽固醇和三酸甘油脂的含量。

・檸檬含檸檬黃素和檸檬苦素，可提高好膽固醇量，降低壞膽固醇。

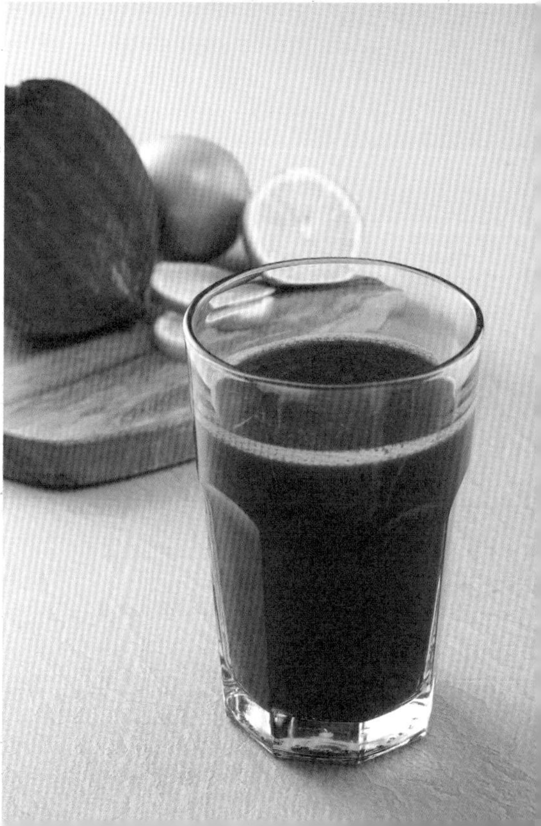

【護眼】——多吃藍莓、南瓜，讓眼睛不再疲勞

健康案例

許多媽媽擔心孩子的視力受損，常會詢問我是否該買保健食品吃，希望能達到預防作用。例如葉黃素，對身體來說確實是很好的抗氧化劑，能保護細胞不被自由基傷害。不過，除了吃保健食品，亦可透過天然食物攝取，像是**甘藍、菠菜、芥菜、綠花椰菜、玉米、奇異果、葡萄、藍莓、柳橙、南瓜等**，都含有豐富的葉黃素，再搭配本篇中的飲品，護眼效果更好。

人體中最脆弱的血管位於眼睛，也是五官中最敏感的部位，然而，現代人習慣長時間使用電腦、手機，常讓眼睛過度勞累而不自覺。因為一直盯著螢幕的光點，導致聚焦的眼部肌肉群被過度使用，無法放鬆，引起眼睛酸痛、乾眼、甚至頭痛、視力模糊等併發症，令人擔憂。

建議大家在使用電子產品時，不要長時間低頭觀看，盡量維持與眼睛同水平的位置，而且每看螢幕二十分鐘，最好就要抬頭看遠處一分鐘，並站起來走動，讓眼睛得以休息，也能預防眼壓過高。

▼直接吃藍莓或打汁，皆能有護眼作用

在吃的方面，「藍莓」就是很好的護眼聖品，同時含豐富的植化素，如葉黃素、玉米黃素及花青素，都是對眼睛非常有幫助的營養成分，**特別是花青素，能保護眼睛的微血管，避免自由基傷害，減緩視力老化**，預防白內障等眼疾。

藍莓滋味酸甜，雖然不是台灣盛產的水果，卻不難購買，產季時，各大超市都能買到。直接食用或打成蔬果精力湯皆可，如果用三匹馬力的調理機打汁，更能吃到豐富的植化素，輕鬆換得健康。

君君老師這樣說

這些食物可多吃，讓眼睛更明亮

1. **南瓜**：含豐富的β-胡蘿蔔素、維生素Ｂ群和鋅，是保護眼睛的最佳食材。
2. **胡蘿蔔**：含維生素Ａ，可預防夜盲症，也能使淚液分泌正常，避免結膜角質化、阻塞淚腺，而導致乾眼症。
3. **金針菇**：富含維生素Ａ，對眼睛很好，也有助於提升免疫力。
4. **蛤蜊**：含牛磺酸，能維持眼睛的健康。
5. **魚類**：富含DHA，能促進視神經的發育。
6. **花椰菜**：含葉黃素，能改善眼睛疲勞，預防視網膜黃斑部病變。
7. **香蕉**：含豐富的維生素Ｂ群，護眼效果佳。

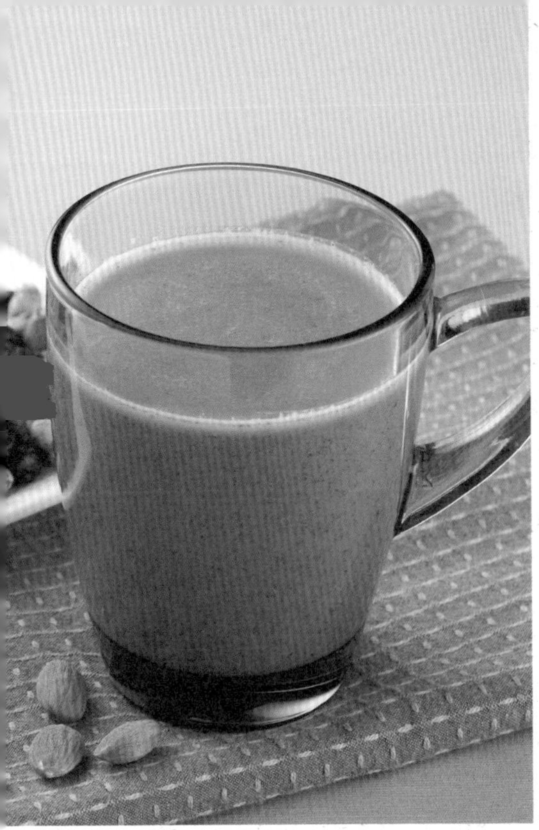

【護眼黑豆穀漿】

材料（2杯）：

黑豆20g、糙米20g、杏仁20g、南瓜籽20g、綜合堅果3匙、黃金三寶粉3匙、熱水800cc

作法：

❶ 將所有材料洗淨，和熱水放入營養調理機杯內，蓋緊蓋子。

❷ 按下豆漿鍵，再按START鍵。

植化素對症叮嚀

・黑豆含矢車菊素-3-配糖體，是高濃度的抗氧化物；南瓜籽中的鋅類能幫助身體吸收抗氧化物質，對眼睛有益。

【護眼藍莓優酪乳】

材料（2杯）：

藍莓100g、優酪乳200cc、黃金三寶粉1匙、蜂蜜適量、好水300cc

作法：

❶ 將所有材料洗淨，和好水放入營養調理機杯內，蓋緊蓋子。

❷ 按下精力湯鍵，再按START鍵。

植化素對症叮嚀

・藍莓含有花青素、葉黃素和玉米黃素，可減低黃斑部退化病變、白內障和罹患其他眼疾的風險。

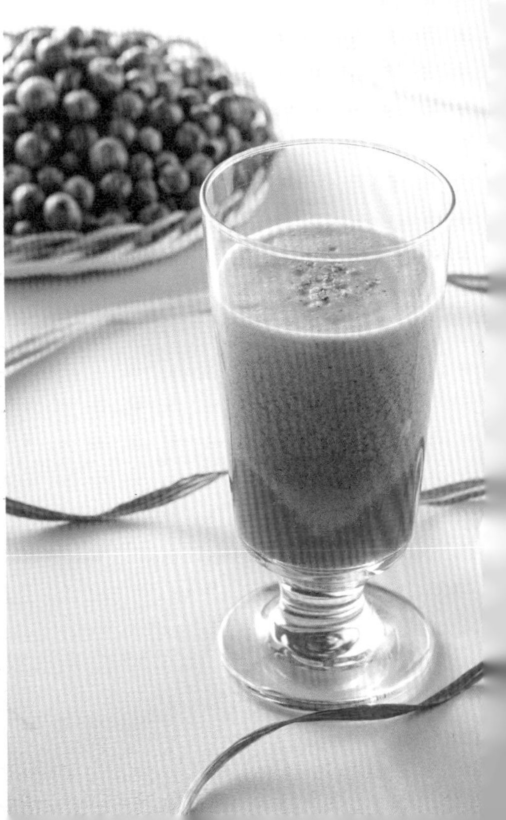

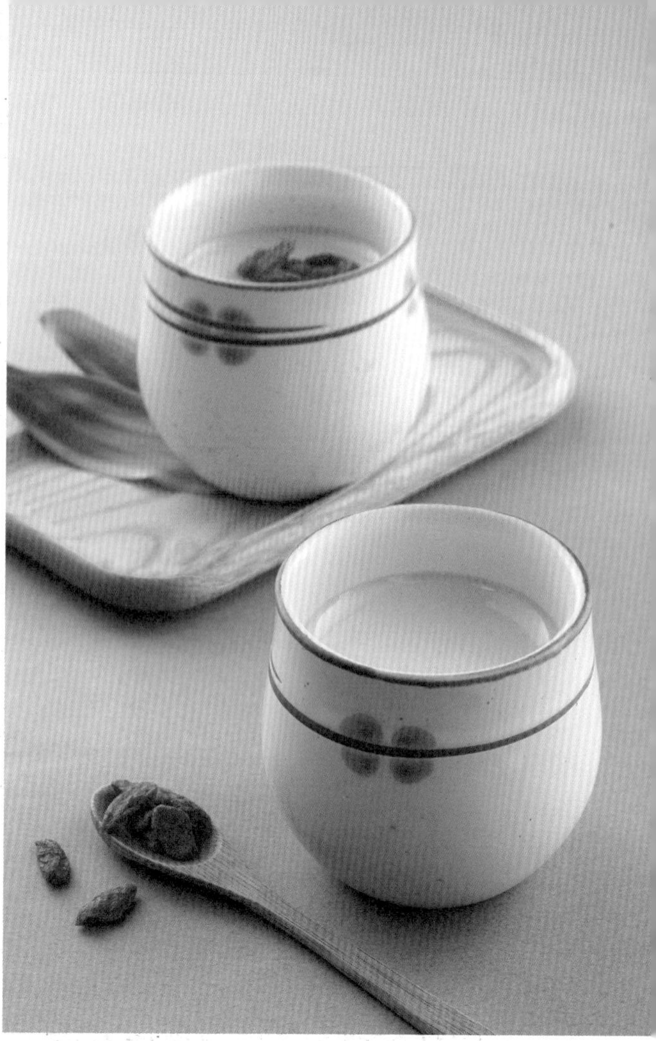

植化素
對症叮嚀

- 枸杞含豐富植化素，其中，胡蘿蔔素可保護眼睛，預防黃斑部退化；玉米黃素能護眼，改善白內障。
- 蛋和枸杞皆含豐富的維生素B2，對視神經有很大的助益。

【明目枸杞蒸蛋】

- **材料❶**：枸杞20g、黃金三寶粉1匙、好水250cc
- **材料❷**：蛋2顆、玉米粒20g、海鹽適量
- **作法**：

❶ 將**材料❶**放入營養調理機杯內，蓋緊蓋子，按下醬汁鍵，再按START鍵。

❷ 將**材料❷**中的蛋和海鹽一起打成蛋液，再和**材料❶**打成的醬汁攪拌均勻。

❸ 最後加入玉米粒，放進電鍋蒸熟後即可食用。

【護腦】——多吃補腦食物，讓大腦更靈活

健康案例

有位學員因為車禍，導致腦神經中樞和顏面神經受損，嚴重影響語言和表達能力，說話也非常吃力，得花好幾分鐘才能講完一句話，非常辛苦。直到與我見面後，經過排毒、按摩、食療並搭配復健，復原狀況非常良好。如果沒有刻意提醒，旁人完全察覺不出異狀，只會以為她講話速度較緩慢。雖然顏面神經受損的恢復期較長，不過對照之前的歪斜狀況，已改善很多，也讓她恢復跟人互動的信心。

「大腦」是維持我們身心正常運作的重要指揮中心，全身血液至少有一半的養分必須供給大腦，萬一供給出狀況，導致「當機」，後果將十分嚴重。只要腦部出問題，就會讓身體的循環功能下降，一旦循環不佳，細胞開始缺氧，各種疾病便層出不窮。所以，護腦最重要的關鍵是「促進腦部血液循環」，因為只要血管沒打通，再多的營養也無法被腦部吸收。我們常聽到的腦中風，發病主因就是「血液循環差」，進而引起阻塞，甚至爆裂出血。如果你是天氣變冷或室內外溫差較大時，容易出現偏頭痛的人，就得提高警覺，可能是腦部的血液循環阻塞了。

▼多吃補腦食物，可降低腦中風機率

下列食物都有助於活化大腦，多吃就能讓腦部運作更順暢。

❶**抗氧化食物▼**可減低自由基的產生，保護大腦，莓果類、橘子、酪梨、葡萄、糙米、大蒜、菠菜、花椰菜、金針、茄子、青椒等可多吃。

❷**含卵磷脂的食物▼**避免腦細胞退化，黃豆、黑豆、雞蛋可多吃。

❸**含鐵食物▼**紅細胞負責為大腦運送氧氣，而鐵質是紅細胞的重要成分，能提高大腦工作效率，葡萄乾、桑椹、甜菜根、菠菜、紅鳳菜等可多吃。

❹**高鉀食物▼**能促進思路更清晰，海帶、紫菜、龍眼乾、枸杞可多吃。

❺**含DHA的食物▼**可增進智力、加強記憶，鮭魚、鯖魚、鱸魚及海藻可多吃。

❻**含Omega-3的食物▼**能促進腦部神經元間的傳導，核桃、亞麻籽、芝麻、紫蘇、堅果、奇異果等可多吃。

❼**含維生素E的食物▼**有助於腦部循環，燕麥、杏仁、堅果、小麥胚芽可多吃。

❽**高磷食物▼**能增強記憶力，南瓜子、葵瓜子、芝麻、松子等可多吃。

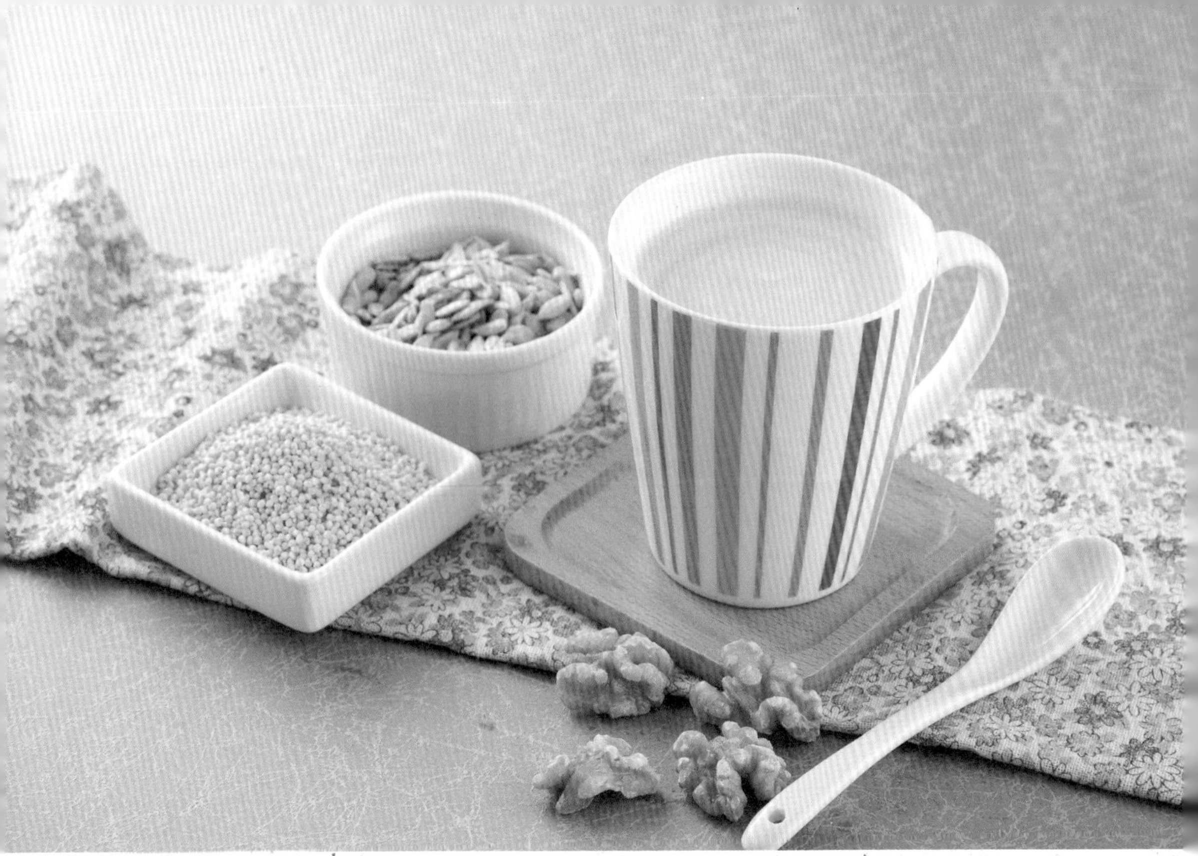

【活腦糙米漿】

材料（2杯）：

黃豆20g、小米20g、葵瓜子20g、核桃20g、糙米20g、綜合堅果2匙、黃金三寶粉2匙、熱水 800cc

作法：

❶ 將所有材料洗淨（免浸泡），和熱水放入營養調理機杯內，蓋緊蓋子。

❷ 按下豆漿鍵，再按START鍵。

植化素對症叮嚀

- 黃豆含卵磷脂，可避免大腦退化；葵瓜子則含特定氨基酸，主管大腦運作，增強記憶力。
- 核桃含豐富亞油酸、亞麻酸等，能改善腦神經衰弱、失眠，及放鬆腦神經，消除大腦疲勞。
- 糙米含豐富B群，可增強腦力。

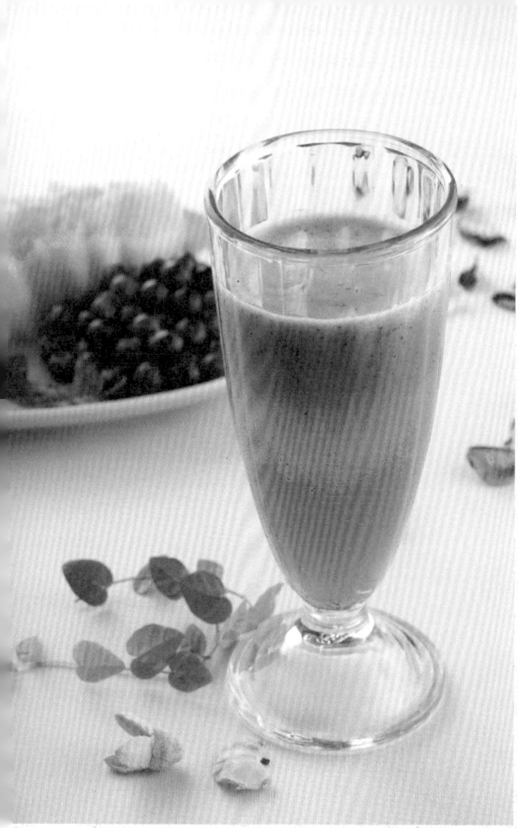

【藍莓鳳梨汁】

● 材料（2杯）：

藍莓100g、鳳梨100g、蜂蜜適量、黃金三寶粉2匙、好水500cc

● 作法：

❶ 將所有材料洗淨，和好水放入營養調理機杯內，蓋緊蓋子。

❷ 按下精力湯鍵，再按START鍵。

植化素對症叮嚀

・鳳梨含維生素C和錳，可提高記憶力。

・藍莓含類黃酮和鞣花酸，可保護腦部，增強記憶力。

【補腦精力湯】

● 材料（2杯）：

青江菜20g、白菜20g、豌豆苗10g、胡蘿蔔50g、小黃瓜30g、彩椒20g、蘋果100g、鳳梨100g、薑5g、天然百香果汁適量、綜合堅果2匙、黃金三寶粉2匙、好水500cc

● 作法：

❶ 將所有材料洗淨，和好水放入營養調理機杯內，蓋緊蓋子。

❷ 按下精力湯鍵，再按START鍵。

植化素對症叮嚀

・青江菜等綠葉蔬菜含抗氧化物質及維生素，可減低自由基的產生，保護大腦。

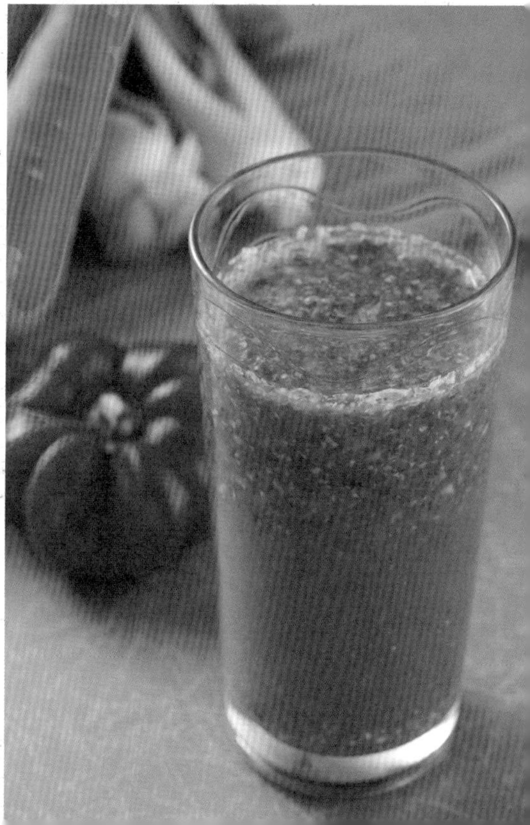

【提升免疫力】

——飲食均衡，免疫力自然提升

健康案例

因為免疫系統出問題而找上我的學員相當多，其中有位年紀不到三十歲的年輕女性，因罹患紅斑性狼瘡，已吃藥長達四年都無法完全康復，甚至出現副作用，連帶影響生活。我認識她時，她正處於人生低谷，經過排毒和食療調理後，病情開始獲得控制，逐漸好轉。現在不但身體恢復正常，停藥後到現在，都沒有再復發。

我們常聽到「抵抗力太差時，人就容易生病。」的說法，不過，什麼是抵抗力呢？其實，這是一支為了保護身體而存於體內的防禦部隊，由胸腺、骨髓、脾臟、扁桃腺、淋巴結等組成，並培養出淋巴細胞、吞噬細胞、干擾素等物質，負責辨識並消滅細菌及病毒。此外，若發現體內出現衰老和不好的癌細胞時，也會予以清除。

當免疫功能良好時，病毒和壞細胞自然無法在體內存活，人體就不容易生病。如果發現身上的小傷口容易感染，或是常感到疲勞、睡眠品質不佳，甚至消化不良、精神狀態差等，就可能是免疫力下降的訊號，必須調整生活作息。

▼少吃類固醇，多吃天然食物

一般來說，自體免疫失調所引起的疾病，像是紅斑性狼瘡和類風溼性關節炎，前者多好發於女性，西醫的治療以服用類固醇為主，容易產生月亮臉、水牛肩等副作用，對於愛美的女性朋友來說，會產生很大的影響。

相較之下，食療既沒有副作用，也能補充營養，達到排除體內毒素，提升免疫力等功效。不過，若自體免疫失調的症狀明顯，或已在服藥治療的患者，我並不建議立刻停藥，食療只是輔助，還是要視症狀改善情形，與醫生討論能否停藥。

君君老師這樣說

做到「三少原則」，守住免疫力

只要少吃會降低免疫力的食物，避免干擾免疫細胞的活力，或抑制淋巴球的形成，就能降低免疫機能受損的機率。建議大家不妨這樣做：

❶ **少吃甜食**：避免影響白血球的製造量和活動，使抗病力下降。

❷ **少吃油脂**：攝取過多不良脂肪會讓免疫細胞無法發揮正常功能。

❸ **少量喝酒**：常喝酒會減弱免疫細胞的功能，並傷害其他器官。

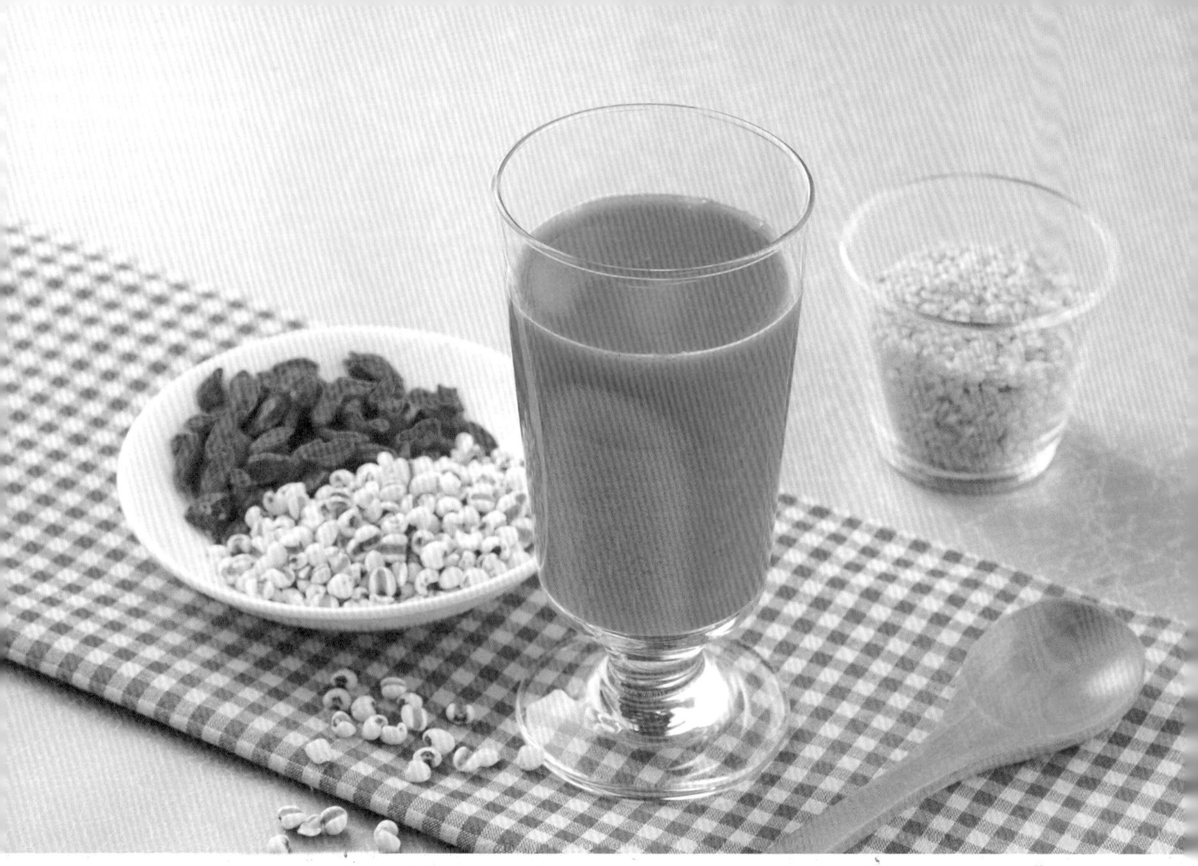

【全營養枸杞穀漿】

材料（2杯）：

薏仁40g、糙米40g、枸杞20g、黃金三寶粉2匙、熱水800cc

作法：

❶ 將所有材料洗淨（免浸泡），和熱水放入營養調理機杯內，蓋緊蓋子。

❷ 按下豆漿鍵，再按START鍵

植化素對症叮嚀

- 薏仁含豐富的薏苡素蛋白質、油脂，及維他命B1及B2、鈣、鐵、鉀、鎂等礦物質，可增強免疫力，預防疾病。
- 糙米含核黃素和豐富B群，可提升免疫力。
- 枸杞含胡蘿蔔素，可提升免疫力。

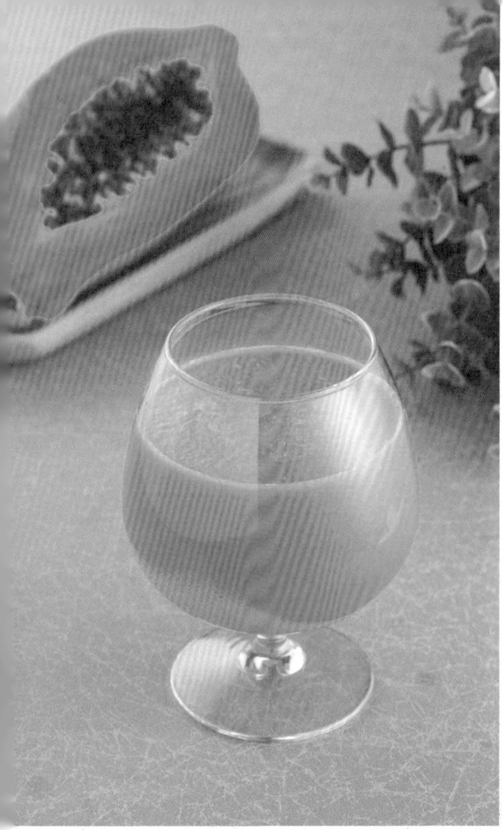

【活力木瓜優酪乳】

材料（2杯）：

木瓜200g、蜂蜜適量、黃金三寶粉1匙、優酪乳200cc、好水300cc

作法：

❶ 將所有材料洗淨，和好水放入營養調理機杯內，蓋緊蓋子。

❷ 按下精力湯鍵，再按START鍵。

植化素對症叮嚀

・木瓜含β-胡蘿蔔素和豐富酵素，可提升免疫力，再加上優酪乳內含的B群，是最佳的提神飲料。

【桑椹優酪乳】

材料（2杯）：

桑椹100g、蜂蜜適量、黃金三寶粉1匙、優酪乳200cc、好水300cc

作法：

❶ 將所有材料洗淨，和好水放入營養調理機杯內，蓋緊蓋子。

❷ 按下精力湯鍵，再按START鍵。

植化素對症叮嚀

・桑椹含18種天然氨基酸、蘋果酸、胡蘿蔔素、鐵、鈣、維他命C，營養價值高，能抗癌和提升免疫力。

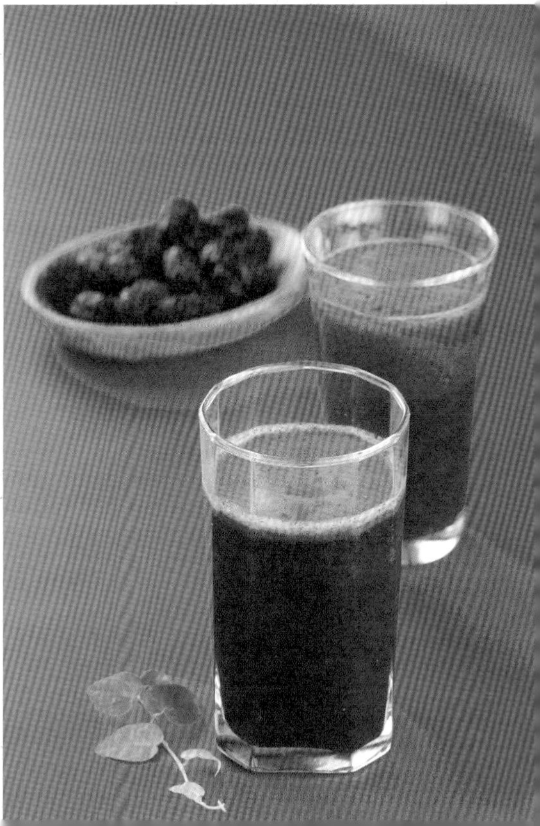

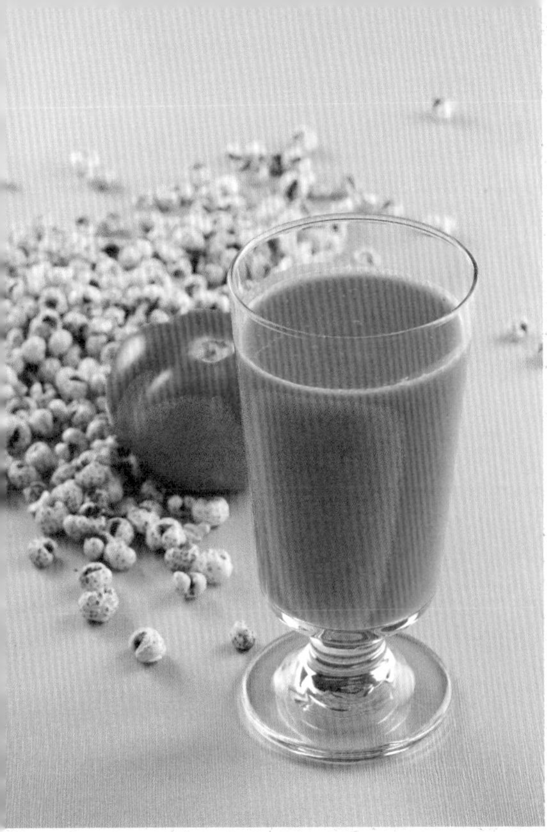

【番茄薏仁汁】

材料（2杯）：

大番茄300g、低溫烘焙糙薏仁30g、好水500cc

作法：

❶ 將所有材料洗淨，和好水放入營養調理機杯內，蓋緊蓋子。

❷ 按下精力湯鍵，再按START鍵。

植化素對症叮嚀

- 番茄含茄紅素，和β-胡蘿蔔素同屬「類胡蘿蔔素」，可保護免疫細胞。
- 糙薏仁含豐富膳食纖維，可提升免疫力，預防大腸癌。

【香檸葡萄汁】

材料（2杯）：

葡萄25粒、檸檬20g、蜂蜜適量、葡萄乾10粒、黃金三寶粉2匙、好水500cc

作法：

❶ 將所有材料洗淨，和好水放入營養調理機杯內，蓋緊蓋子。

❷ 按下精力湯鍵，再按START鍵。

植化素對症叮嚀

- 葡萄的皮、肉、籽含豐富植化素，如白藜蘆醇、山奈酚，可提升免疫力。
- 檸檬含山奈酚，搭葡萄能提升免疫力，效果更好。

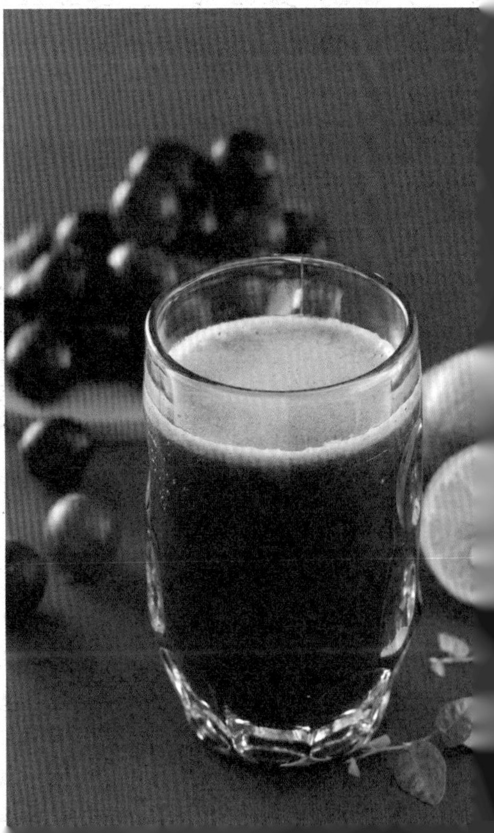

【美肌抗老】——多吃新鮮莓果，輕鬆養出好氣色

健康案例

我跟大家一樣愛美，年輕時，如果沒上妝根本不願意出門，特別是在工作忙碌及熬夜後浮現的黑眼圈和暗沉膚色，粉再厚都遮不了。直到我開始吃天然食物養生調理後，現在出門幾乎都素顏，還常被電視台的化妝師問：「老師，妳今天有帶妝來嗎？」很多朋友也常問我到底用什麼保養品？其實，多喝天然穀漿和蔬果汁就對了，「天然食物」就是老天爺送給女人的最佳保養品和化妝品。

很多女性朋友整天忙著照顧家人，疏於照顧自己的身心，等到有一天面對鏡子，驚覺歲月不饒人，才開始抗老大作戰。很多人可能不知道，當肌膚進入老化階段後，會從皮膚表層開始往下影響，從外到內依序是角質層、基底層和真皮層。角質層的代謝變化情形會反映出你在人們眼中的「年紀」，真皮層則是肌膚彈性的決勝點。

由此可知，抗老化其實是一輩子的功課，美肌的養成得從年輕就開始。除了做好防曬、少煙少酒外，養成良好的生活作息也非常重要，累了就好好休息，壓力大時就放鬆，多吃對身體有益的好食物，由內而外努力，自然能養出一身美肌。

▼充分休息、多吃好食物，打造彈性美肌

海參能抗老化，海藻類亦可活血美肌，此外，下列的食物亦可多吃，包括：

❶**黑木耳▼**含豐富的蛋白質、膠質、鐵、鈣、胡蘿蔔素和維生素，且脂肪含量低，適合愛美又怕胖的女性。

❷**莓果類▼**含花青素和多酚，有抗氧化及美白效果，建議草莓、藍莓、覆盆子、桑椹、黑醋栗、蔓越莓等可多吃。

❸**黑芝麻▼**內含維生素E，可維持皮膚的柔嫩光澤，並改善便秘，達到排毒作用，讓氣色變好。

❹**魚類▼**熱量低，且含大量完全蛋白質，容易被人體吸收；魚油更能降低發炎反應，對皮膚有助益。

❺**山藥▼**含大量維生素，其中，維生素A、C有美白效果；維生素B1、B2能增加熱量的代謝。

❻**豆漿▼**含大豆異黃酮，作用與女性荷爾蒙相似，可讓肌膚和體態維持良好狀態。

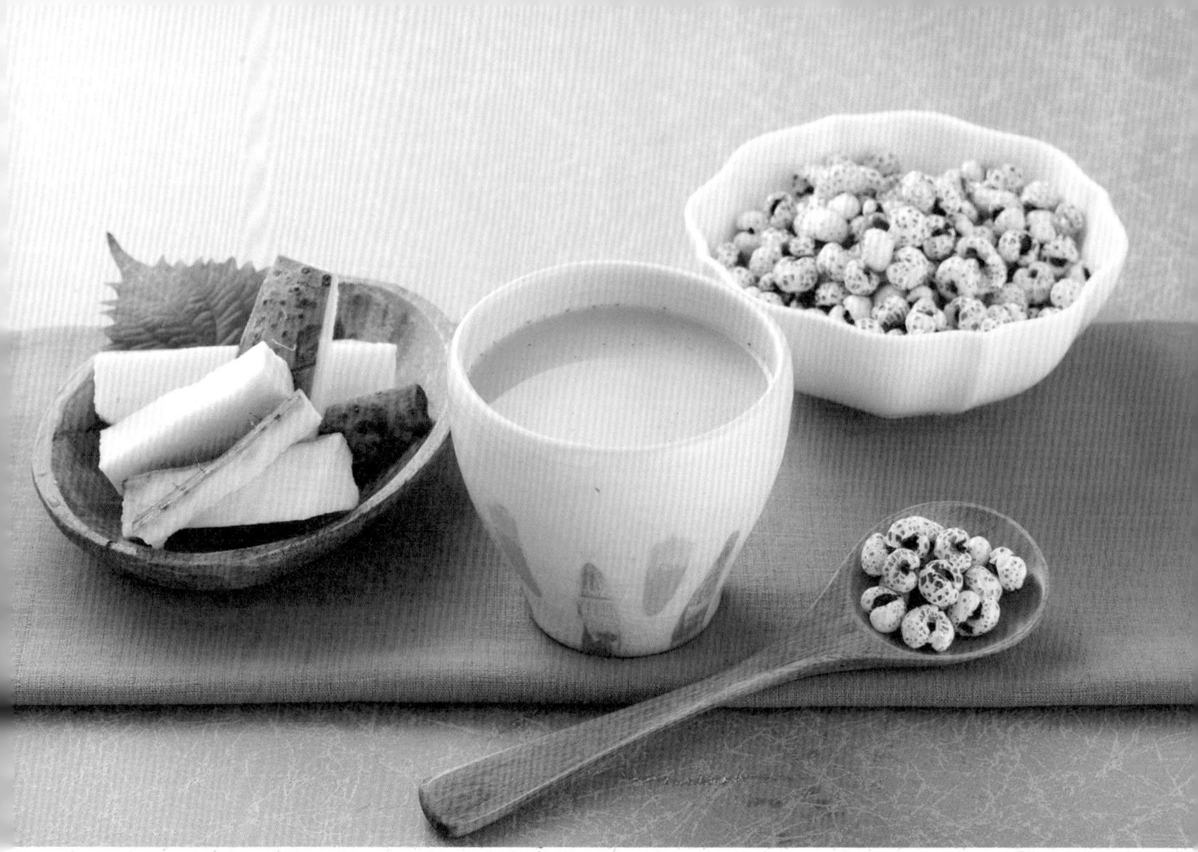

【美顏山藥薏仁漿】

● **材料（2杯）：**

山藥100g、低溫烘培糙薏仁50g、蜂蜜適量、黃金三寶粉1匙、熱水500cc

● **作法：**

❶ 將所有材料洗淨，和熱水放入營養調理機杯內，蓋緊蓋子。

❷ 按下豆漿鍵，再按START鍵。

植化素對症叮嚀

・山藥含薯蕷皂苷，與女性荷爾蒙前驅物構造類似，可增加女性魅力。此外，亦含有多醣體黏液蛋白、鎂和鋅等人體胰島素分泌不可缺少的礦物質成分，其他如維生素B1、B2，能促進血液中葡萄糖的代謝，達到抗氧化、降血糖、降血壓、調節女性荷爾蒙等作用。

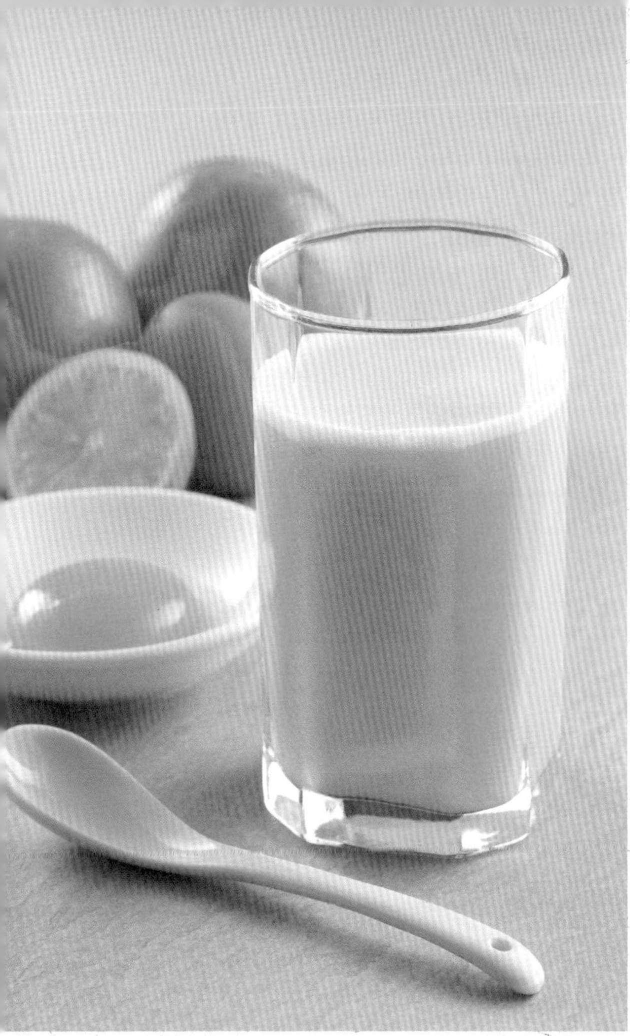

植化素
對症叮嚀

- 柳丁含大量維生素C，以及俗稱維生素P的生物類黃酮，能抗菌、抗發炎，改善膚質；且果肉的纖維質豐富，可刺激食慾、促進腸道蠕動、幫助清除宿便，避免毒素累積在體內，讓氣色暗沉。
- 檸檬含大量的維生素C、E，以及檸檬苦素和檸檬酸烯，能有效排出體內廢物，讓肌膚更光亮細緻。

【美肌蛋蜜汁】

材料（2杯）：

柳丁3顆、檸檬20g、蛋黃1粒、天然百香果汁適量、蜂蜜適量、黃金三寶粉2匙、好水500cc

作法：

❶ 將所有材料洗淨，和好水放入營養調理機杯內，蓋緊蓋子。

❷ 按下精力湯鍵，再按START鍵。

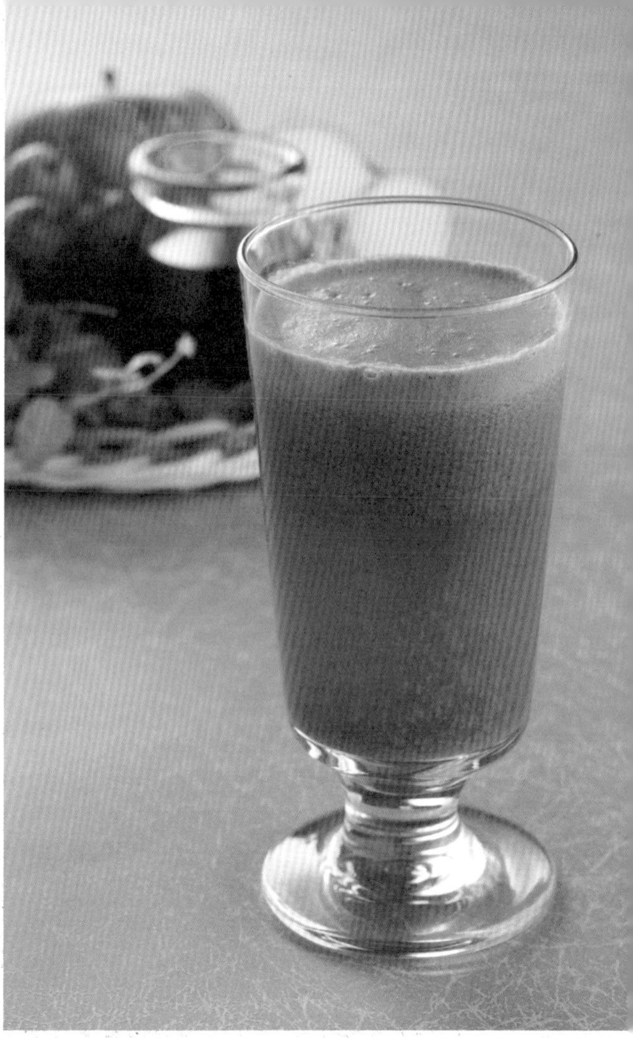

植化素
對症叮嚀

‧葡萄除了含多種維他命及磷、鐵、鉀、胡蘿蔔素等有機物質之外，最特別的是，葡萄的籽和果皮含丹寧酸、兒茶素、多酸、花青素等，皆為人體無法自行合成的天然物質，營養價值非常高，更能美肌。

【葡萄多酚優酪乳】

材料（2杯）：

葡萄20粒、蘋果50g、藍莓醬50cc、優酪乳200 cc、黃金三寶粉2匙、蜂蜜適量、好水300cc

作法：

❶ 將所有材料洗淨，和好水放入營養調理機杯內，蓋緊蓋子。

❷ 按下精力湯鍵，再按START鍵即可。

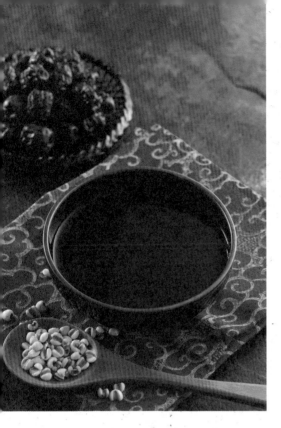

【黑木耳薏仁露】

● **材料（2碗）：**

薏仁20g、黑木耳20g、紅棗5粒、黑糖適量、熱水800cc

● **作法：**

❶ 將所有材料洗淨，和熱水放入營養調理機杯內，蓋緊蓋子。

❷ 按下濃湯鍵，再按START鍵。

植化素對症叮嚀

- 黑木耳能活血化瘀，並軟化血管，改善皮膚下的微血管組織，更可養顏美容。
- 加入黑糖或紅棗，可平衡黑木耳的涼性。

【黃金抗氧精力湯】

● **材料（2杯）：**

蘋果100g、胡蘿蔔50g、西芹20g、鳳梨200g、天然百香果汁適量、黃金三寶粉1匙、好水500cc

● **作法：**

❶ 將所有材料洗淨，和好水放入營養調理機杯內，蓋緊蓋子。

❷ 按下精力湯鍵，再按START鍵。

植化素對症叮嚀

- 蘋果含蘋果多酚，能抗氧化、預防細胞老化。
- 胡蘿蔔含維生素B1、B2和胡蘿蔔素；其中，胡蘿蔔素可在體內轉化為維生素A，多吃可養顏美容。

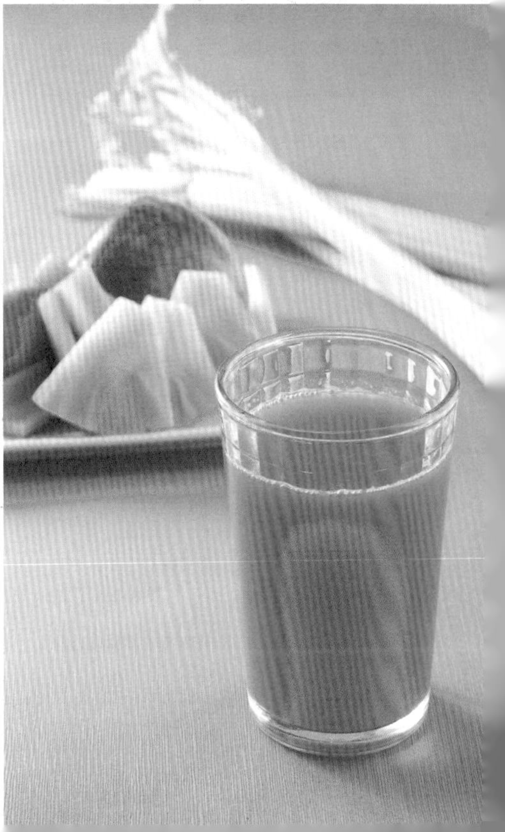

1 活用天然好食物 守護全家人的健康

除了前文的對症食療外，全營養調理的概念其實也可以運用在日常飲食中，照顧全家人的健康。在這裡，君君老師特別針對幼小嬰孩的副食品以及適合全家人吃的健康點心等，設計簡單又有效用的食譜，讓大家可以用天然好食物，增加營養攝取，輕鬆吃出健康。

▼拒絕外食，用調理機變出美味點心

千萬別以為調理機只能做出穀漿和蔬果精力湯，用點巧思及創意，從可口的嬰兒副食品到美味的下午茶點心，全部都能自己動手做。

面對食安問題頻傳，與其花錢購買成分不明或過度加工的食品，倒不如多吃天然蔬果，或是在家自己動手做，保證吃得安心又美味。

【嬰幼兒成長】——手作天然副食品，孩子頭好又壯壯

說起來我算晚婚，結婚兩年後，在四十一歲懷孕並自然生產。女兒出生後，我也希望給孩子最好的，因此決定餵母奶。剛開始和很多媽媽一樣，苦於乳汁的分泌量不足，幸好，本著對食物的了解，讓我能清楚知道「加速乳汁分泌」的方法，包括：

❶學習放鬆身體，保持愉快心情。
❷不斷讓寶寶試著吸吮乳房。
❸吃對天然好食物，拒絕加工食品。

做了這些努力後，我的奶水也越來越多，讓女兒可以一直吃母奶到兩歲。不過，為了兼顧寶寶的營養和吞嚥咀嚼能力的發展，從六個月開始，我也讓女兒開始吃副食品。千萬別以為給孩子吃的副食品只能侷限於蔬果泥，**只要選對食材並用正確的方式調理，從穀漿到銀耳露，都很適合讓孩子吃**，營養又健康。

▼一歲前的孩子沒有解毒能力，自製副食品最安全

〇～三歲是寶寶成長發育最快速的時期，營養攝取非常重要。**特別是一歲以前，寶寶的器官功能尚未發展完全，腎臟的解毒能力還不夠好**，副食品的準備更要謹慎小心。因此，女兒的副食品都是我最棒的母親和我親自調理，沒買過任何罐裝的蔬菜泥或水果泥。

我本身也算是職業婦女，非常了解現代媽媽的苦惱，要邊工作邊顧孩子，雖然想親自做副食品，卻常有心無力。不過依據我的經驗，只要準備完善的工具，時間有限也能快速做好均衡健康的飲食。

君君老師這樣說

如何正確吃、輕鬆做副食品？

1. 初期盡可能餵母奶，待孩子6個月後，再接觸副食品。
2. 從**液體→糊狀→泥狀→半固體→固體**的順序，讓孩子吃副食品。
3. 果汁要稀釋，**果汁與水的比例約1：5**，避免讓孩子習慣吃太甜。
4. 避免選用容易過敏的食物，像是：蛋白、牛奶、魚、帶殼海鮮、麥子、大豆、哈密瓜、芒果、柑橘、鳳梨、番茄、奇異果等。至於高過敏原的巧克力、花生、堅果類，在孩子2歲前更是要避免，盡量少吃。
5. 初期最好只用一種食物製作副食品，讓孩子持續吃2～3天後再更換，藉此測出孩子是否對該食物過敏。**等孩子滿10個月，就可嘗試混合兩種以上的食物。**

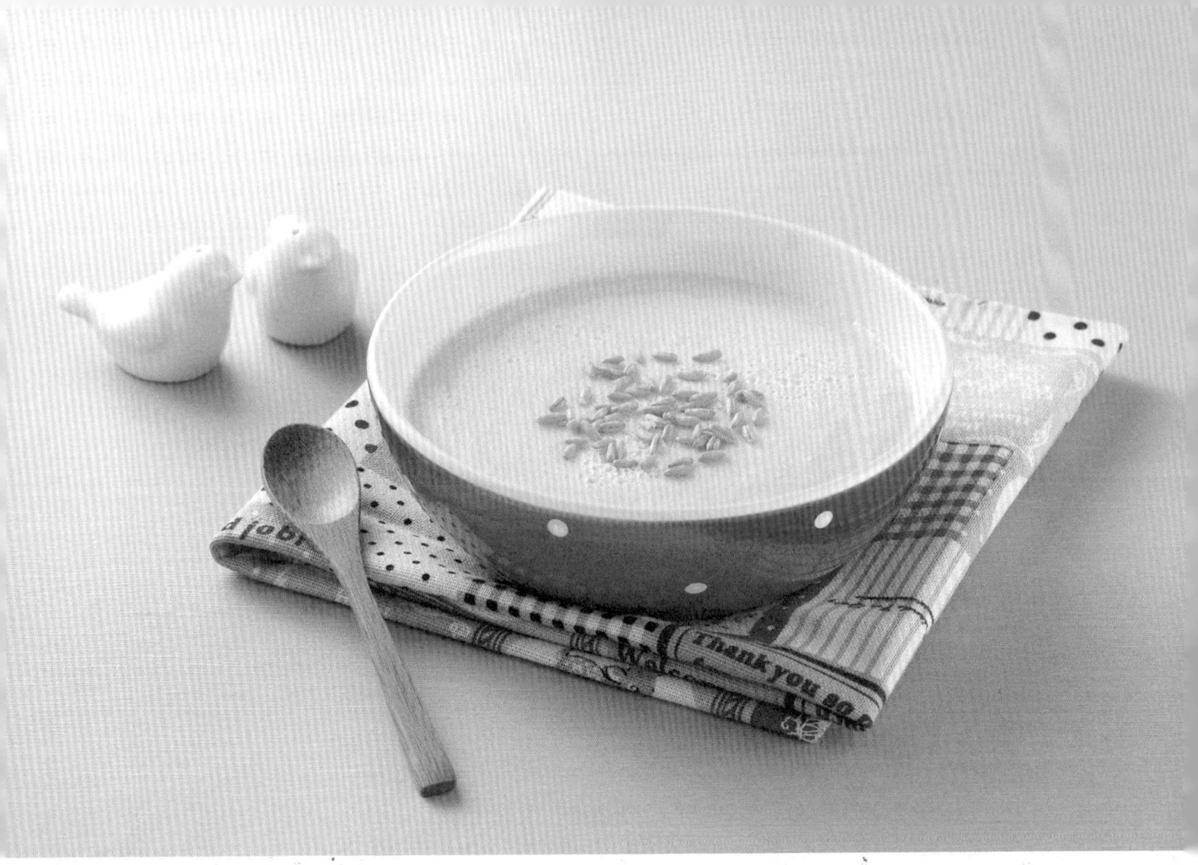

【成長營養穀漿】

材料（2碗）：

燕麥 50g、熱水 300cc

作法：

❶ 將燕麥洗淨，和熱水放入營養調理機杯內，蓋緊蓋子。

❷ 按下豆漿鍵，再按START鍵。

植化素對症叮嚀

- 燕麥的蛋白質、脂肪、鐵及鈣含量是穀類中最高的，且容易消化吸收，透過調理機處理，更能吃進全營養。
- 用穀漿取代米糊，可訓練孩子的吞嚥和咀嚼能力，並促進唾液分泌，幫助消化吸收。

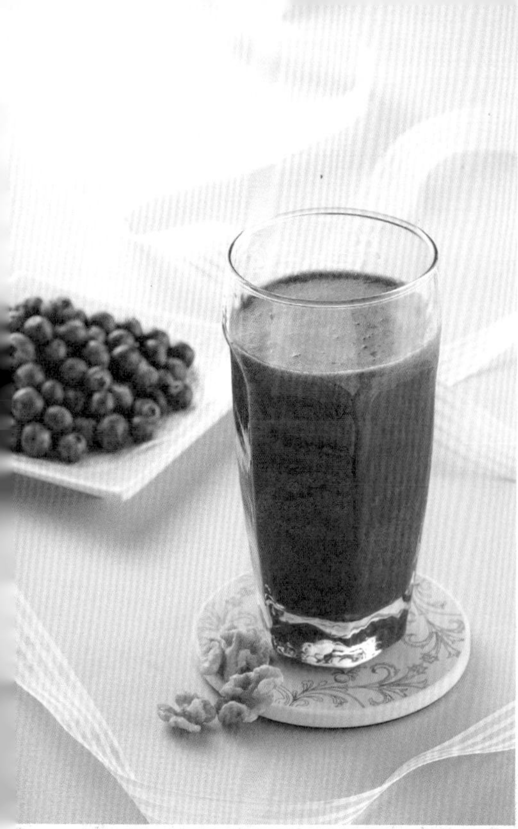

【護眼藍莓汁】

材料（2杯）：

藍莓100g、核桃10g、好水300cc

作法：

❶ 將所有材料洗淨，和好水放入營養調理機杯內，蓋緊蓋子。

❷ 按下精力湯鍵，再按START鍵。

植化素對症叮嚀

・藍莓含有豐富的植化素多酚類和白藜蘆醇，可提升免疫力，保護眼睛。

【寶貝銀耳枸杞露】

材料（2杯）：

乾的白木耳20g、黃耆5g、枸杞10g、紅棗10g、燕麥30g、黃金三寶粉1匙、熱水600cc

作法：

❶ 將乾的白木耳先浸泡約10分鐘後備用。

❷ 將所有材料洗淨，和熱水放入營養調理機杯內，蓋緊蓋子。

❸ 按下濃湯鍵，再按START鍵。

植化素對症叮嚀

・白木耳含有硒，能增強對外來病菌的抑制和防禦力。

・黃耆、枸杞、紅棗均含多醣體，可提升孩子的免疫力。

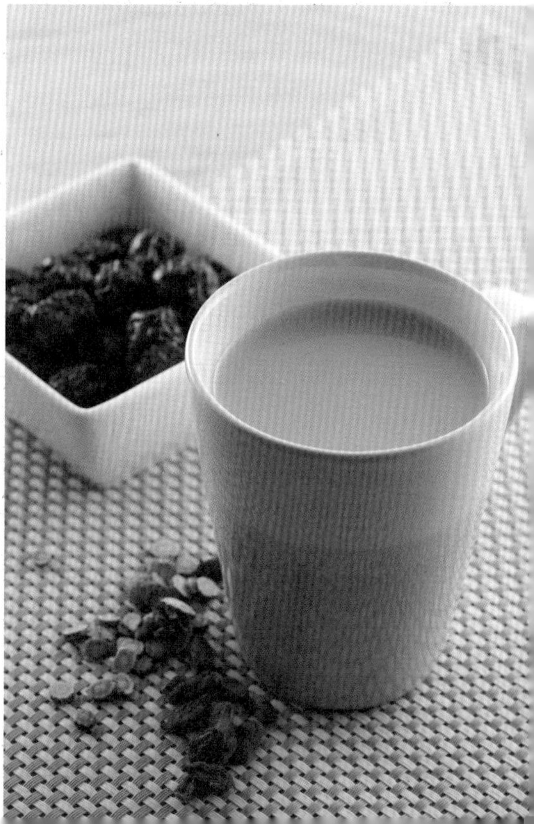

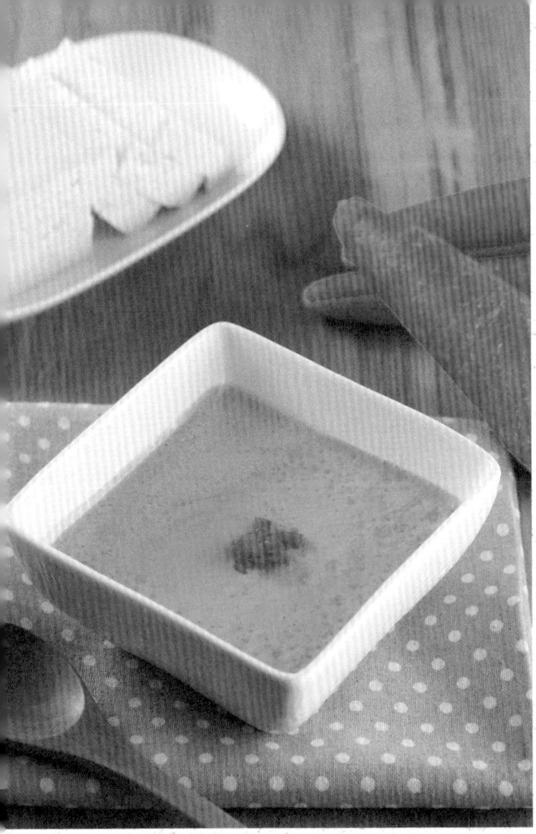

【芙蓉蔬菜泥】

材料（2碗）：

豆腐100g、胡蘿蔔100g、黃金三寶粉1匙、熱水150cc

作法：

❶ 豆腐和胡蘿蔔切塊後放入熱水中煮熟，再與其他食材放入營養調理機杯內，蓋緊蓋子。

❷ 按醬汁鍵，再按START鍵。

植化素對症叮嚀

・豆腐含有優質蛋白和豐富卵磷脂；胡蘿蔔則含有維生素A、B、C及β-胡蘿蔔素，能促進視力和腦部發展。

【好消化香蕉泥】

材料（2碗）：

香蕉1條、好水200cc

作法：

❶ 將香蕉剝皮後切塊，和好水放入營養調理機杯內，蓋緊蓋子。

❷ 按下精力湯鍵，再按START鍵。

植化素對症叮嚀

・香蕉含有豐富的鉀和鐵，能提高專注力及促進血紅素的合成，再加上纖維含量高，能預防便泌。

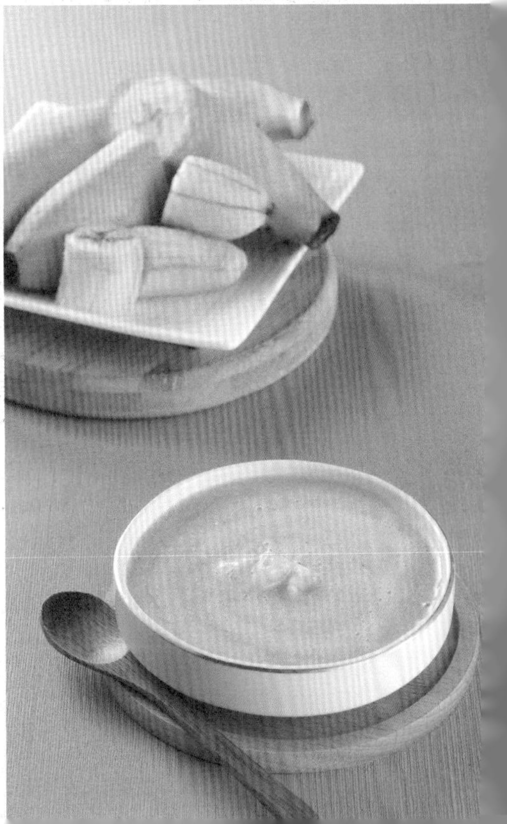

【補充體力】——拒絕外食，點心也能健康吃

很多人以為健康飲食就是少吃，或是完全禁吃甜食，這就有點矯枉過正了。更何況，越克制越想吃，慾望會變得強烈，萬一忍不住暴飲暴食，反而得不償失。倒不如選擇在對的時間，吃下對的食物。只要掌握分量，即使是點心，也能吃得很健康。

通常我都是選用天然食物來製作點心，雖然材料只是蔬果的搭配，但只要加上一些巧思變化，增加口感，也能讓人食指大動。舉凡果凍、濃湯，都是我常做的點心，既可照顧家人健康，也能滿足不同的胃口，一舉數得。所以說，吃點心不見得是壞事，只要善用食材，就能吃出健康活力。

▼有點餓的下午3點，最適合吃點心

不過，究竟什麼時間吃點心最理想呢？我建議下午三點左右，是補充點心的最佳時段。這個時間點，體內的血糖濃度降低，通常會有點餓，很自然會想吃東西。如果

因為怕胖而硬撐不吃，反而會因為餓過頭造成疲倦、注意力無法集中等現象，影響工作或學習效率。

問題是，到底一次吃多少點心最理想呢？一般來說，**點心的分量要控制在不超過正餐總熱量的十％內**，絕不能超過，如果沒有非常餓，分量也可以再少一點。

假如不清楚自己正餐到底吃進多少熱量也沒關係，只要記得，別吃熱量超過兩百大卡的點心即可。萬一當天中餐已經吃很飽，下午最好就別再吃點心。如果真的很餓，**可吃少許零熱量的蒟蒻、仙草（不加糖）或蘋果**，適度給予身體飽足感就好，千萬別吃過量。

君君老師這樣說

掌握四大原則，輕鬆做健康點心

❶ **使用五穀雜糧當食材：**包括糙米、小米、小麥及一般豆類等，或用全麥麵粉取代白麵粉及用穀類打穀漿，兩者都可以再加入綜合堅果，既有飽足感又能攝取營養。

❷ **選擇低GI值的水果：**包括聖女番茄、水梨、蘋果、木瓜、芭樂等，多選用不同的水果。

❸ **多用優酪乳或豆腐、豆漿：**選用低脂食物可減少油脂的攝取，或用豆漿、豆腐、優酪乳取代鮮奶。

❹ **避免使用油炸調理：**盡量使用水煮或清蒸等製作方式，加工調味料也要少用。

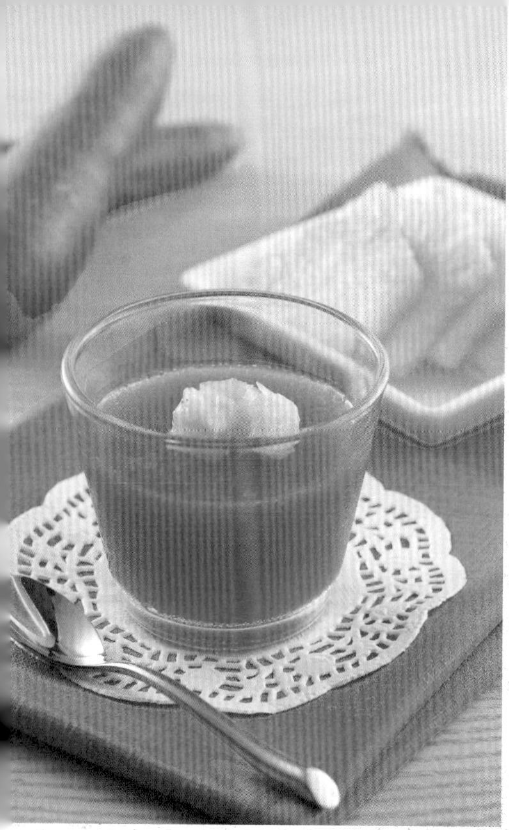

【胡蘿蔔果凍】

材料（2份）：

胡蘿蔔100g、鳳梨150g、檸檬汁20cc、蜂蜜適量、黃金三寶粉2匙、寒天粉7g、熱水400cc

作法：

❶ 將所有材料洗淨，和熱水放入營養調理機杯內，蓋緊蓋子。

❷ 按下精力湯鍵，再按START鍵。

❸ 裝入容器，待涼後再放入冰箱內靜置20分鐘，即可食用。

植化素對症叮嚀

・胡蘿蔔含有多達490種的植物生化素，能增強免疫力，做成果凍後，其獨特味道會變淡，接受度也會變高。

【桑椹鮮奶酪】

材料（2份）：

新鮮桑椹果粒或果醬適量、優酪乳200cc、蜂蜜20cc、黃金三寶粉2匙、寒天粉7g、熱水400cc

作法：

❶ 將所有材料洗淨，和熱水放入營養調理機杯內，蓋緊蓋子。

❷ 按下精力湯鍵，再按START鍵。

❸ 裝入容器，待涼後再放入冰箱內靜置20分鐘，即可食用。

植化素對症叮嚀

・優酪乳的好菌能淨化腸內狀態，改善便秘，再搭配低熱量的寒天，既有飽足感又無負擔。

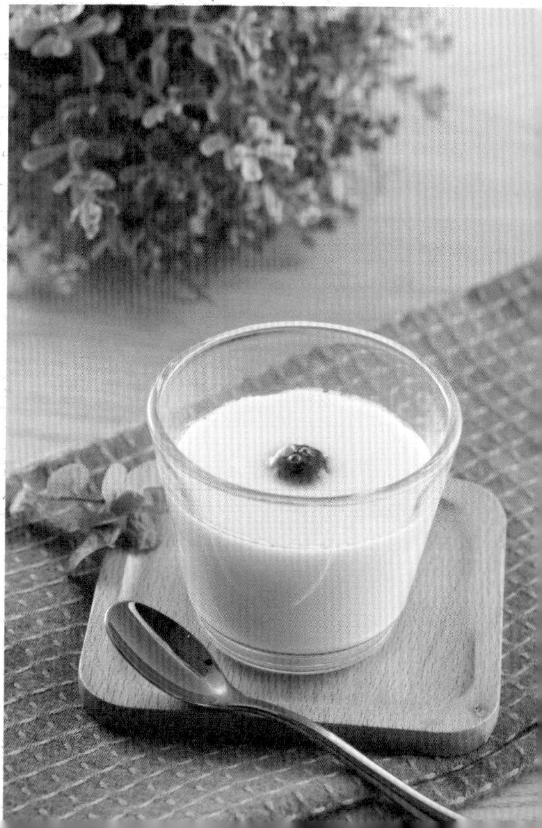

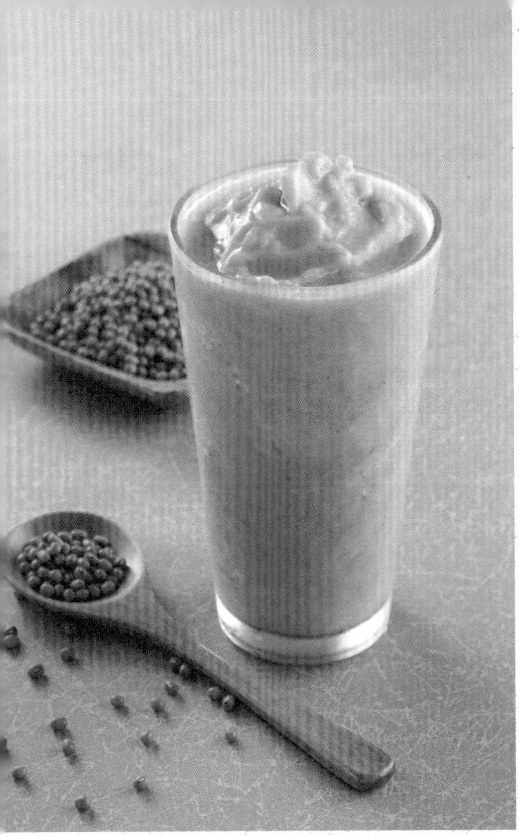

【沁涼綠豆沙】

材料（2份）：

綠豆湯300cc、黃金三寶粉2匙、冰塊適量

作法：

❶ 將所有材料洗淨，和冰塊放入營養調理機杯內，蓋緊蓋子。

❷ 按下冰沙鍵，再按START鍵。

植化素對症叮嚀

・綠豆含豐富植化素，包括植物甾醇可降低膽固醇；香豆素能降低血糖，皂苷可提升免疫力。

【燕麥核桃糕】

材料：

生燕麥粒1杯、枸杞適量、核桃適量、黃金三寶粉2匙、好水1.5杯、黑糖半杯、蓮藕粉半杯、葡萄乾適量、綜合堅果適量

作法：

❶ 將材料全部放入營養調理機杯內，蓋緊蓋子。

❷ 按下豆漿鍵，再按START鍵。

❸ 成品放入容器，用電鍋隔水蒸30分鐘，取出放涼即可食用。

植化素對症叮嚀

・燕麥富含纖維和蛋白質，其中β-聚葡萄糖可改善便秘。

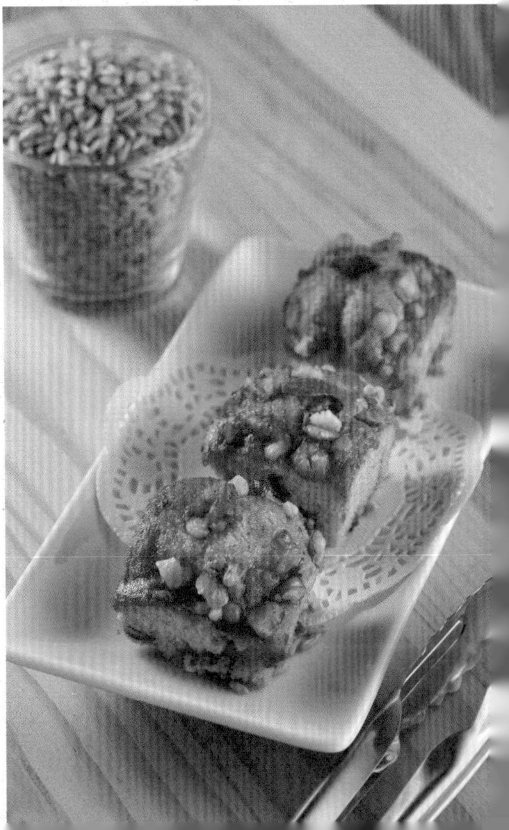

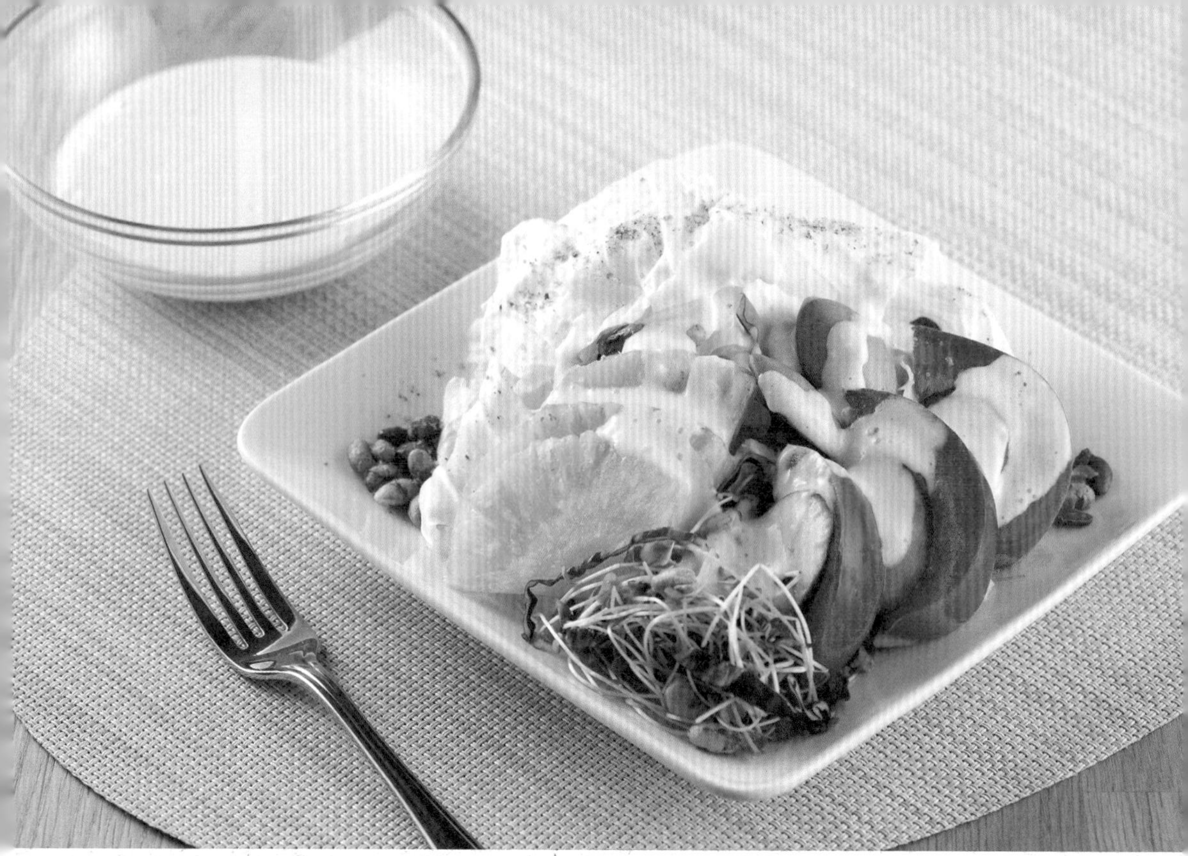

【彩虹蔬果優格沙拉】

● **材料❶**：綜合堅果適量、優酪乳100cc、鳳梨150g、豆腐100g、黃金三寶粉1匙、好水100cc

● **材料❷**：番茄50g、豌豆苗20g、紫高麗20g、西芹50g、小黃瓜50g、蘋果100g、鳳梨100g、綜合堅果1匙、黃金三寶粉1匙

● **作法**：

❶ 將**材料❶**放入營養調理機杯內，蓋緊蓋子。

❷ 按下精力湯鍵，再按START鍵。

❸ 把**材料❷**的蔬果切塊，再淋上**材料❶**打成的醬汁，並灑上三寶粉及堅果即完成。

植化素對症叮嚀

・製作沙拉時，蔬菜的量一定要多於水果，避免攝取過多糖分。此外，加入少許三寶粉和綜合堅果，可避免食材過寒，對身體較好。

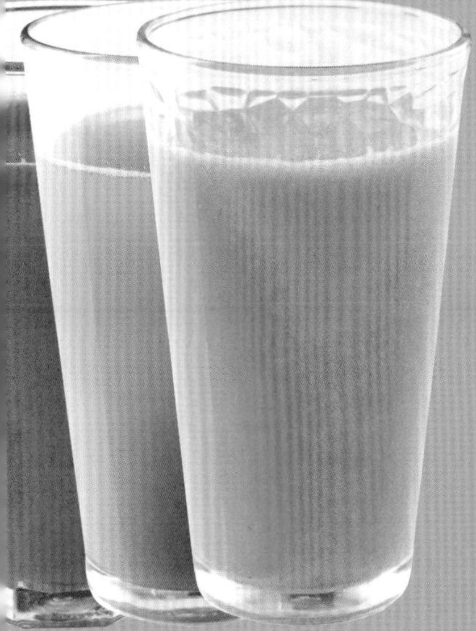

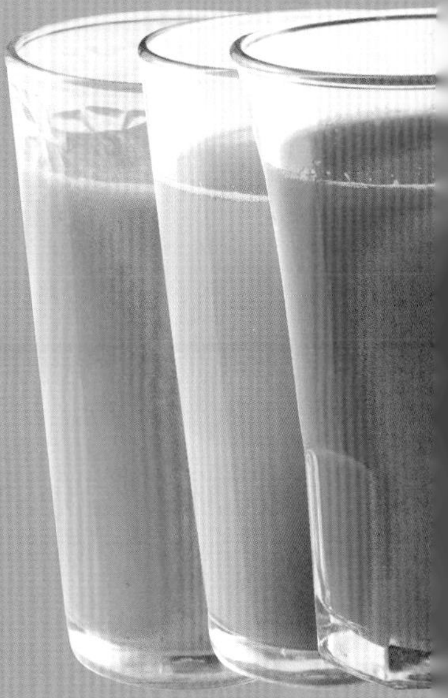

Part 5

關於食療及排毒！最多人問的Q&A大解答

Q1 「天然食物」真的可以治療疾病嗎？

A：**食物不是藥品，無法講求療效，有病還是必須看醫生。**

生病後至醫院就診並接受醫生治療，才是正確的治療步驟。不過，治療後的保養，就可透過「天然食物」來達到。本書中所收錄的這些對症食譜，就是希望讓大家在家裡就能動手做出健康料理，除了保養身體外，也能預防疾病，養生健體。

Q2 直接喝蔬果精力湯，身體會變成「寒性體質」嗎？

A：**只要在打汁時加點三寶粉，就能平衡寒性。**

剛開始喝時，因為尚未習慣，或許會覺得身體有點冷，因此，如果擔心身體受寒，不妨在打汁時加點三寶粉（大豆卵磷脂、啤酒酵母、小麥胚芽）一起打，除了能平衡食物的寒性，還能催化出蔬果中的營養成分，妙用無窮。

Q3 如果連吃兩天的一日淨化餐，可以加強排毒功效嗎？

A：**可以，但是如果想吃超過三天以上，必須先與專業人士討論，確保安全。**

本書中所設計的一日淨化餐，飲食內容已顧及身體所需的基本營養，因此，不用擔心會缺乏蛋白質及電解質，可以安心實行。但是，如果想要強化排毒功效，也可以連續吃兩天的淨化餐，不過，若想連吃三天以上，就需有專業人士從旁監護指導，切勿自行調整，以確保安全。

Q4 如果身體已經康復，還需要一直喝對症的飲品嗎？

A：**當然要，疾病改善後，更需要堅持執行，長期喝才是保健之道。**

當身體康復後，千萬不可掉以輕心，故態復萌。此時更要乘勝追擊，繼續每天喝對症的飲品，有效的事情需要重複做，才能確保效果持久。除了持續喝對症的飲品外，還可以依照自己的身體狀況，選擇本書中其他適合的飲品來調養身體，達到全方位的強化保健功效。

Q5 傳統的果汁機和書中的調理機相比，到底有何不同？

A：**馬力和轉速是最大的差別，這兩種功能關係到穀物能否從生到熟，達到直接飲用的沸騰標準。**

一般的果汁機多不具備三匹馬力，轉速也無法達到每分鐘三萬八千轉的高速。本書所採用的調理機因為同時具備強馬力和高轉速，才能讓穀物從生到熟，達到直接飲用的沸騰標準。同時，也能將食物所含的豐富營養素，分解成人體可吸收的細微程度，這正是與傳統果汁機最大的差別。

Q6 所有的調理機都可以直接將生的穀物放入，並直接打成穀漿飲用嗎？

A：**不一定，要看調理機的馬力和轉速是否足夠。**

市售調理機的種類有許多，功能也各不相同，使用前請務必看清楚每一台機器的使用說明，確保機器的馬力和轉速足夠。如果同時具備三匹馬力和高轉速（至少每分鐘達到三萬八千轉），才能讓生的穀物由生到熟，達到一百度的沸騰狀態。

Q7 為什麼一定要喝穀漿及蔬果精力湯？

A：**因為這些飲品含有豐富營養素和纖維質，能均衡營養，抗病養生。**

現代人之所以常生病，營養不均衡、食物攝取的比例不正確等，是最大的主因。特別是纖維質的攝取量嚴重不足，除了與飲食習慣越來越精緻有關外，五穀雜糧和高纖蔬果對人體來說較難咀嚼消化，也是原因之一。因此，如果能將食物直接打成穀漿和蔬果精力湯，不但容易入口，身體也更好吸收，是最棒的營養補給品。

Q8 使用高轉速的調理機，難道不會破壞蔬果中的酵素嗎？

A：**不會，因為打蔬果精力湯不需高溫，自然不會破壞酵素。**

一般來說，打穀漿才需要較長的調理時間，用冷水打蔬果精力湯只要約三十秒即可完成，溫度最多達到三十度的常溫而已，並不會對蔬果內的酵素造成任何破壞。根據研究證實，除非溫度達到五十四度以上，酵素才可能被破壞，因此毋需擔心。

Q9 打蔬果精力湯時，內含的植化素會因為遇熱而被破壞嗎？

A：不會，因植化素本身就具有保護防禦的機制，不容易被破壞。

植化素存在於植物當中，原本就具有保護防禦的機制，屬於耐熱、耐寒且不易被破壞的營養素，有些脂溶性維生素，像是茄紅素、胡蘿蔔素等，在加熱後反而才能被釋放，因此不用擔心。

Q10 排毒，真的有抗病養生的效果嗎？

A：當然有，排毒是在為體內大掃除，能有益身心健康。

中醫強調「保健之道在於清、調、補」，之所以把「清」擺在最前面，就是強調排毒淨化的重要性。搭配正確食療的排毒，等於是用天然的方法為身體進行淨化，清除有害的毒素，維持良好的體內環境，如同幫房子大掃除一樣，只要將累積的髒汙清除乾淨，自然能夠養生保健、提高免疫力。反之，如果一直不打掃，髒汙只會越來越多，病當然好不了。

Q11 飲用穀漿和蔬果精力湯時，有分量的限制嗎？每天要喝多少才有效？越多越好嗎？

A：**一般人每天可喝兩杯養生，有對症治療需求者，就必須多喝。**

一般人每天喝二～三杯的蔬果精力湯和穀漿就可補充基本的營養需求，如果是癌症或慢性病患者，則建議多喝，一天若能喝六杯，達到一千兩百西西的分量，效果會更好。

Q12 癌症患者在化療期間，也可以喝穀漿和蔬果精力湯嗎？

A：**化療期間一定要多喝蔬果精力湯和穀漿，是補充體力和營養的最佳方式。**

化療進行時，除了癌細胞會被消滅外，體內的酵素也可能被破壞，造成營養消化吸收的困難，甚至口腔潰爛，影響食慾。此時病人的腸道消化吸收能力會減弱，食慾也會變差，在體力和營養都缺乏的狀況下，建議可多喝穀漿和蔬果精力湯，除了容易入口，沒有吞嚥咀嚼的問題外，也能在最短的時間內提供身體跟癌細胞對抗的體力。

Q13 糖尿病患者在進行食療時，有需要特別注意的地方嗎？

A：多增加纖維的攝取量，可有效改善血糖的飆升。

對於糖尿病患者來說，飲用穀漿和蔬果精力湯時，最重要的關鍵是增加纖維的攝取量，以減緩血糖上升的速度。因為現代人的飲食普遍太精緻化，缺乏膳食纖維，藉由多喝穀漿和蔬果精力湯，可以補足身體缺乏的纖維量，以發揮保護阻擋的作用，減緩血糖的飆升。只要記得選擇「甜度較低」的水果即可。

特別聲明

本書主要教導讀者善用天然食物以達保健目的，絕不涉及任何醫療行為。身體有疾病者，建議先由專業且合格之醫師診治，切勿延誤，影響病情。

HealthTree
健康樹系列036

1日5分鐘的排毒奇蹟

每天喝〔種子熱穀漿〕×〔排毒蔬果汁〕，5分鐘喝出抗癌力，100道獨創養生飲品大公開

作　　者	郭素君
監 修 者	謝立康
主　　編	陳永芬
執行編輯	陳彩蘋
美術設計	張天薪
攝　　影	果得影像工作室 黃柏超
妝髮設計	Kylie Tsai（http://www.kylie.com.tw/）
內文排版	菩薩蠻數位文化有限公司

出版發行	采實文化事業股份有限公司
行銷企劃	陳佩宜・黃于庭・馮羿勳・蔡雨庭
業務發行	張世明・林踏欣・林坤蓉・王貞玉
國際版權	王俐雯・林冠妤
會計行政	王雅蕙・李韶婉
法律顧問	第一國際法律事務所　余淑杏律師
電子信箱	acme@acmebook.com.tw
采實官網	www.acmebook.com.tw
采實臉書	www.facebook.com/acmebook01

I S B N	978-986-6228-52-0
定　　價	369元
初版一刷	2014年09月04日
初版十三刷	2022年08月25日
劃撥帳號	50148859
劃撥戶名	采實文化事業股份有限公司
	104臺北市中山區南京東路二段95號9樓
	電話：（02）2511-9798
	傳真：（02）2571-3298

國家圖書館出版品預行編目資料

1日5分鐘的排毒奇蹟：每天喝種子熱穀漿×排毒蔬果汁，5分鐘喝出抗癌力，100道獨創養生飲品大公開／郭素君作；謝立康監修. -- 初版 -- 臺北市：采實文化, 2014.09
面；　公分. --（健康樹系列；36）

ISBN 978-986-6228-52-0(平裝)
1.養生健康　2.醫療保健　3.飲食療法
418.91　　101020403

樂活達人養生專線
02-3343-2468

采實出版集團
ACME PUBLISHING GROUP

廣告回信
台北郵局登記證
台北廣字第03720號
免貼郵票

采實文化 ACME PUBLISHING 采實文化事業有限公司

104台北市中山區建國北路二段92號9樓

采實文化讀者服務部　收

讀者服務專線：02-2518-5198

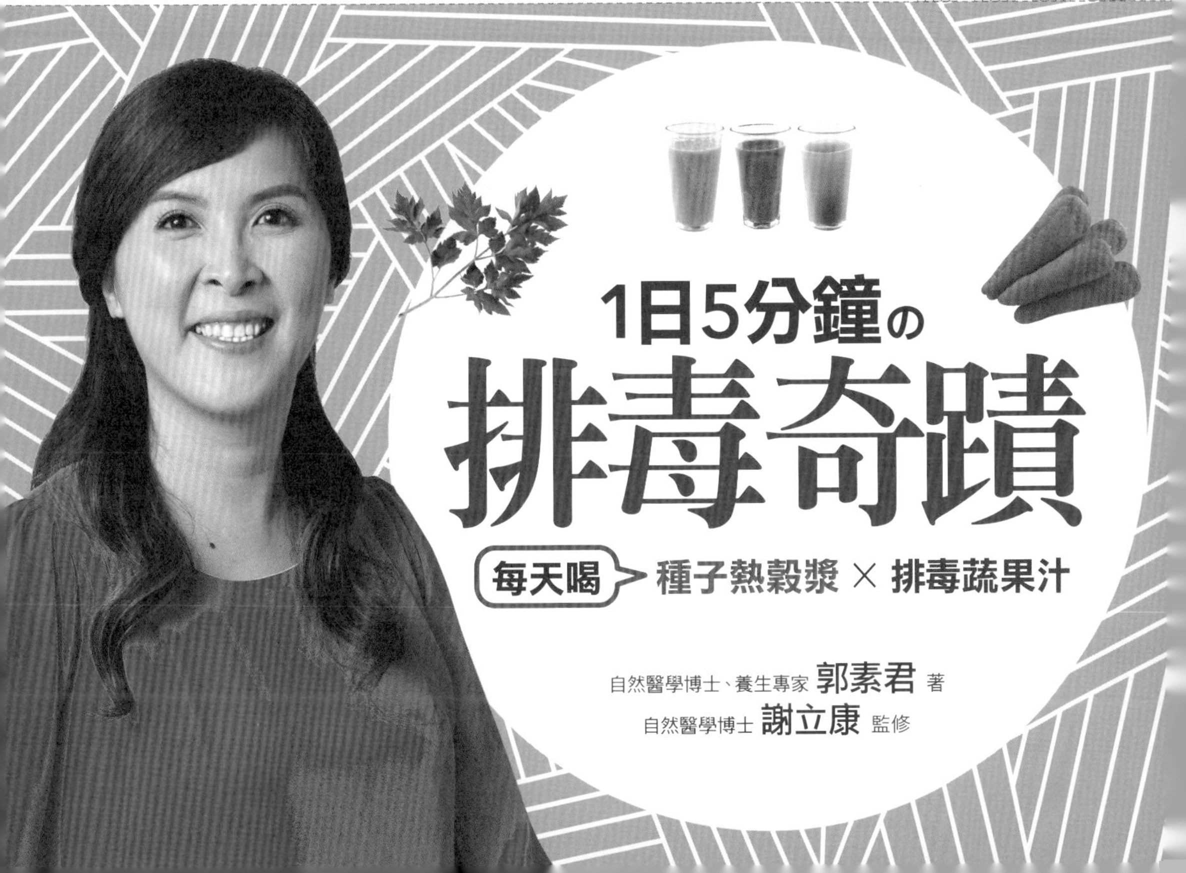

HealthTree 健康樹　**系列**專用回函　**1日5分鐘の排毒奇蹟**

讀者資料（本資料只供出版社內部建檔及寄送必要書訊使用）：

1. 姓名：
2. 性別：□男　□女
3. 出生年月日：民國　　　年　　　月　　　日（年齡：　　　歲）
4. 教育程度：□大學以上　□大學　□專科　□高中（職）　□國中　□國小以下（含國小）
5. 聯絡地址：
6. 聯絡電話：
7. 電子郵件信箱：
8. 是否願意收到出版物相關資料：□願意　□不願意

購書資訊：

1. 什麼原因讓你購買本書？□喜歡作者　□注重健康　□被書名吸引才買的　□封面吸引人
　□內容好，想買回去做做看　□其他：＿＿＿＿＿＿＿＿＿＿＿＿＿＿＿＿（請寫原因）
2. 看過書以後，您覺得本書的內容：□很好　□普通　□差強人意　□應再加強　□不夠充實
　□很差　□令人失望
3. 對這本書的整體包裝設計，您覺得：□都很好　□封面吸引人，但內頁編排有待加強
　□封面不夠吸引人，內頁編排很棒　□封面和內頁編排都有待加強　□封面和內頁編排都很差

寫下您對本書及出版社的建議：

寄回函，抽好禮

將讀者回函填妥寄回，就有機會得到超值好禮。

活動截止日期：2014年10月30日

得獎名單公佈：2014年11月10日公佈於

采實FB：http：//www.facebook.com/acmebook

（1）三馬力彩虹智慧型全營養調理機　市價29800元，1名

（2）〔生活采家〕意大利ARSTO方形四邊扣真空密封保鮮盒4件組　市價949元，5名

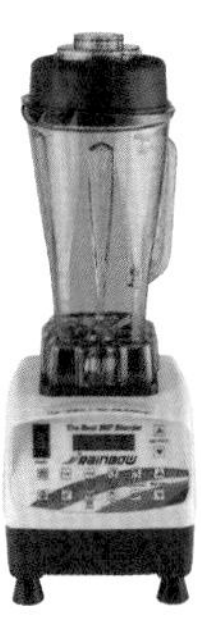

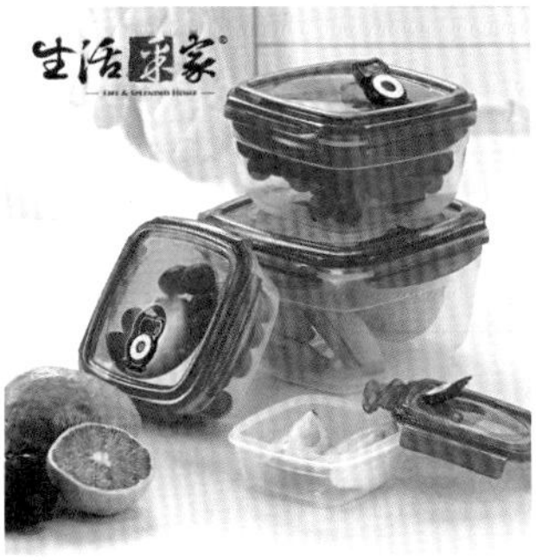

更多商品，請上網搜尋：
http//www.leadlife.com.tw